身体活動学入門

木村　朗 著

三共出版

本書を亡き母，障害とともに生きる父に捧げるとともに，未熟な頃から身体活動に関する試みに協力をいただいた患者さんと，その家族の皆様，最後に，駆け出しの頃から，今日まで，ご指導いただいたすべての恩師，同僚，研究室の学生諸君，妻　幸子に感謝を込めて捧げます。

はじめに

　人は，生まれてから死ぬまで，一生涯の中で，どのくらい動くものなのか？平均寿命と同じように平均生涯歩数っていくらなんだろうか？この単純な問いに答えられる研究は，あるようで存在しないように思います。本書は，これらの問いに加え，不幸にして，運動障害を持った人や高齢で動作が自由にできない人にとって，例えば，「10分間の歩行」で費やすエネルギー消費量を考えると，身体の動かし方を，障害がない人とは異なる方法で動かねばならないことから，これらのエネルギー消費量はいわゆる健常者の標準的な値より大きくなることが考えられます。一般的に知られている方法では，実感とかけ離れた値になってしまうことがあります。そこで，本書では，これを埋めあわせる身体活動の推定方法について，筆者の経験や研究の成果も記しています。

　このように，この分野の類書が見当たらないことから，その必要性がある時に，本書を手にとって読み返すことで，役に立つものと信じています。

　人は，生きるために食べ，動き，眠り，話し，聞く，…，すなわち身体活動を行っています。健康と強く関連することが容易に想像できますが，あまり無意識に任せていると，運動不足になる人が少なくないのです。

　本書では，この身体活動のあらましから，その測定方法，身体活動測定の歴史，そして現在知られている理論について，ヘルス・サイエンスを学ぶ人に向けて執筆しました。

　本書を手に取っていただいた読者のみなさんに，心から感謝いたします。

　また，本書が世に出るためには，並々ならぬお力をいただきました三共出版秀島功，校正を根気よく務めていただいた出版社の皆様の手が必要でした。ここに心から感謝申し上げます。

2018年2月

著　者

本書の特徴である，あらゆる身体活動のエネルギー消費量の推定が簡単にできる「PIPA」シートについて

　本書で解説している「姿勢と作業強度の組合せから身体活動量・エネルギー消費量の推定ができるエクセルシート（PIPAシート）」は，本書の読者は三共出版ホームページからダウンロードすることができます。

http://www.sankyoshuppan.co.jp

目　　　次

1　身体活動と運動の相違
1-1　身体活動と運動 ……………………………………………… 2
1-2　臨床身体活動学の構造 ……………………………………… 3

2　身体活動測定の歴史
2-1　身体活動測定装置の始まり ………………………………… 6
2-2　近代的身体活動測定装置の始まり ………………………… 8

3　身体活動量測定装置の進歩
3-1　歩数計 ………………………………………………………… 12

4　身体活動の質の測定
4-1　身体活動の質的測定方法としての筋力テスト ………… 15
4-2　人間工学の方法 ……………………………………………… 17
4-3　人間特性データベース ……………………………………… 19

5　調査紙による身体活動量の測定
5-1　質問紙法 ……………………………………………………… 22
　　（1）British Civil Servant questionnaire ………………… 22
　　（2）Minnesota Leisure Time Activity questionnaire ……… 23
　　（3）Harvard Alumni Activity Survey …………………… 24
　　（4）Framingham questionnaire ………………………… 24
　　（5）Lipid Research Clinics Prevalence Study and Coronary
　　　　 Primary Prevention ………………………………… 25
　　（6）Five-City Project questionnaire …………………… 25
　　（7）Baecke questionnaire ……………………………… 26
　　（8）IPAQ ………………………………………………… 26
5-2　健康関連の身体活動測定用質問紙 ………………………… 26

i

6 健康のために必要な身体活動量—子ども，青年，中年，高齢者—

6-1 身体活動量の基準（2013 年　健康日本 21（2 次））‥‥‥‥ 30
　　（1）2013 年の身体活動基準のあらまし‥‥‥‥‥‥‥‥‥ 30
　　（2）2013 年の身体活動基準設定の経緯‥‥‥‥‥‥‥‥‥ 31
　　（3）2013 年の身体活動基準‥‥‥‥‥‥‥‥‥‥‥‥‥‥ 31

6-2 身体活動に関する国際的な動向‥‥‥‥‥‥‥‥‥‥‥‥ 32
　　（1）WHO 健康のための身体活動に関する国際勧告‥‥‥‥ 32
　　（2）身体活動のトロント憲章‥‥‥‥‥‥‥‥‥‥‥‥‥ 32
　　（3）The Lancet 身体活動特集号‥‥‥‥‥‥‥‥‥‥‥‥ 32
　　（4）身体活動の目標・目標数値‥‥‥‥‥‥‥‥‥‥‥‥ 33

6-3 ライフステージ毎の身体活動量の基準‥‥‥‥‥‥‥‥‥ 33
　　（1）18～64 歳の身体活動量の基準値‥‥‥‥‥‥‥‥‥‥ 33
　　（2）科学的根拠‥‥‥‥‥‥‥‥‥‥‥‥‥‥‥‥‥‥‥ 33
　　（3）基準設定の考え方‥‥‥‥‥‥‥‥‥‥‥‥‥‥‥‥ 34

6-4 運動量の基準（スポーツや体力づくり運動で体を動かす
　　量の考え方)‥‥‥‥‥‥‥‥‥‥‥‥‥‥‥‥‥‥‥‥‥ 35
　　（1）18～64 歳の身体活動量の基準値‥‥‥‥‥‥‥‥‥‥ 35
　　（2）科学的根拠‥‥‥‥‥‥‥‥‥‥‥‥‥‥‥‥‥‥‥ 35
　　（3）基準設定の考え方‥‥‥‥‥‥‥‥‥‥‥‥‥‥‥‥ 35

6-5 体力（うち全身持久力）の基準‥‥‥‥‥‥‥‥‥‥‥‥ 36
　　（1）性・年代別の全身持久力の基準‥‥‥‥‥‥‥‥‥‥ 36
　　（2）科学的根拠‥‥‥‥‥‥‥‥‥‥‥‥‥‥‥‥‥‥‥ 37
　　（3）基準設定の考え方‥‥‥‥‥‥‥‥‥‥‥‥‥‥‥‥ 37
　　（4）65 歳以上の身体活動の基準‥‥‥‥‥‥‥‥‥‥‥‥ 38
　　（5）幼児期運動指針について‥‥‥‥‥‥‥‥‥‥‥‥‥ 39
　　（6）学校体育における取組について‥‥‥‥‥‥‥‥‥‥ 39

6-6 すべての世代に共通する方向性‥‥‥‥‥‥‥‥‥‥‥‥ 39

7 生活習慣病と身体活動

7-1 身体活動と生活習慣病‥‥‥‥‥‥‥‥‥‥‥‥‥‥‥‥ 44
　　（1）生活習慣病に対する身体活動の有益性‥‥‥‥‥‥‥ 44
　　（2）生活習慣病患者等に推奨される身体活動量‥‥‥‥‥ 45
　　（3）保健指導の一環としての運動指導の可否を判断する際の
　　　　留意事項‥‥‥‥‥‥‥‥‥‥‥‥‥‥‥‥‥‥‥‥‥ 46
　　（4）保健指導の一環として運動指導を実施する際の留意事項
　　　　‥‥‥‥‥‥‥‥‥‥‥‥‥‥‥‥‥‥‥‥‥‥‥‥‥ 47
　　（5）身体活動に安全に取組むための留意事項‥‥‥‥‥‥ 47

7-2 身体活動を普及啓発するための考え方 ·················· 51
(1) 「まちづくり」の視点の重要性·························· 52
(2) 「職場づくり」の視点の重要性························· 53
7-3 運動基準の変遷にみる運動のあり方····················· 54
(1) 基準値の簡易な表現方法··························· 56
(2) 外国の身体活動ガイドラインとの比較·················· 58
(3) 改定のポイント（2006 年版）····················· 60
(4) 提案された基準値····························· 61

8 脳血管後遺症片麻痺者の運動所要量（身体活動量と運動量）－肢位強度式身体活動の応用

8-1 特異的な動作の身体活動量の推定方法─肢位強度法の
あらまし ··· 63
(1) 肢位強度式身体活動量の求め方 ···················· 64
(2) 身体活動種目表を使わない方法 ···················· 65
8-2 高齢片麻痺者の低活動性を示す身体活動量のカットオフ
ポイント ··· 66
8-3 脈波伝搬速度からみた脳血管障害者の身体活動量········ 72

9 アクティブトラッカーを用いた活動支援時のチェックアウト

9-1 歩数計を含むアクティブトラッカーのチェックアウト··· 77
9-2 厚生労働省による健康日本 21（2 次）で用いるように
作成されたパンフレット····························· 79

10 身体活動を分析するための理論

10-1 保健行動理論 ····································· 86
(1) 健康信念モデル································· 86
(2) 自己効力感モデル······························· 86
(3) 変化のステージ理論 ····························· 88
(4) ストレスコーピング ····························· 89
(5) ストレスマネジメント ··························· 90
(6) ソーシャルサポート ····························· 91
(7) コントロール所在······························· 91
10-2 身体活動のバイオメカニクス························· 92
(1) バイオメカニクスのあらまし······················· 92

10-3　運動制御を理解するために必要な神経系の働き ········ 95
10-4　アライメント（重心と体節の並び) ····················· 96
10-5　身体活動と運動学習 ································· 96
10-6　身体活動のエルゴノミクス ····························· 98

11　身体活動データの活用―ピリオダイゼーション

11-1　ピリオダイゼーション ····························· 101
　（1）　ピリオダイゼーションのバリエーション ··············· 101
　（2）　トレーニングの時間構造 ························ 101
　（3）　時期区分 ·································· 102
　（4）　メゾサイクルの長さ：ロングサイクル ················· 103
　（5）　メゾサイクルの長さ：ショート・サイクルとハーフ・
　　　　メゾサイクル ······························· 104
　（6）　週内変動型モデル ···························· 105
　（7）　メゾサイクル内の強度と量の変動パターン ············· 105
　（8）　日内変動パターン ···························· 106
　（9）　変化させるべきプログラム変数 ····················· 106

12　身体活動と栄養のヘルスリテラシー

12-1　ヘルスリテラシー ································· 109
　（1）　ヘルスリテラシーとは ························· 109
　（2）　ヘルスリテラシーの具体例としてのアイスクリーム
　　　　テスト ································· 109
　（3）　ヒューリスティックとは ························ 111
　（4）　ヘルスリテラシーと公衆衛生学におけるアウトカムの
　　　　関係 ··································· 112
12-2　身体活動を支える栄養 ····························· 112
　（1）　身体活動と炭水化物 ·························· 112
　（2）　身体活動と脂質 ···························· 113
　（3）　身体活動とたんぱく質 ························· 113
　（4）　身体活動とビタミン ·························· 114
　（5）　身体活動とミネラル ·························· 115
　（6）　身体活動と水分 ···························· 116

目　次

付録1　万歩計の正しい使い方！ ………………………… 119
付録2　身体活動量測定ツールの使い方 ………………… 123
付録3　PIPA シート（肢位強度式身体活動量測定方法） …… 125

索　引 ……………………………………………… 127

身体活動と運動の相違

　身体活動，そして身体活動量の定義について考えてみよう。
　身体活動の直観的理解のために具体的な思考実験をしてみよう。我々は普段何気なく，立ったり，歩いたりして身の周りの出来事を行っている。この何気ない出来事をもう一人の自分が冷静に観察することを考えてみよう。自分自身が，ある空間をある時間の中で，足を地面につけたり，腰を下ろしたり，寝そべったりしている動画の登場人物になっていることを想像してみよう。それをビデオで撮影して，再生してみよう。
　この動画は1秒24コマ程度に分割されると，人間にとってすべて連続して，自然に感じられる。60コマ以上に分割されると，いわゆるスローモーションとして，いわば不自然な，人工的な感じを受けるだろう。しかし，細かい関節の1つ1つの動きを調べるのには，この時間の細かい分割再生が役に立つ。このような機械的に優れた動画の分解能のより細かい時間で生じる出来事を追求する事とは別に，人間の感性，もしくは特性に基づき，自然に感じる時間の分割の範囲を見つけ，その範囲と快適さ，自然と感じる刺激の程度の身体活動を追求する学問がエルゴノミクスであり，これらの知識を生かし，人間の誕生から死に至る生涯にわたる健康問題の解決，健康状態の支援を身体活動の側面から研究するのが生涯身体活動学である。
　人間の動作と心理的（感覚認知的）な要因をかけあわせたもの，「動機と動作」を掛け合わせた情報のことすなわち動作の遂行が本人の意志によって成立するものを意識的身体活動という。人間が動作を行うとき，無意識に目的が設定され，動作の帰結を予想しないにも関わらず成立するものを人間の無意識的身体活動という。
　ここで，動作を行う行動の意志は客観的に測定できないとする立場から，主として動作を機械的に扱う学問がバイオメカニクスであり，心理的な情報と掛け合わせて解明・応用する学問がヒューマンファクターといわれるものである。したがって，身体活動の原理追求および応用展開にはバイオメカニクスだけではなくエルゴノミクス・ヒューマンファクターの両者が基礎として必要になる。
　また，人間は必ず社会環境の中で生きていることから，身体活動の知

識は社会の中の人間が原因となって引き起こされる課題と自然災害などによって引き起こされる問題の両者において生かすことができる。

　人と機械、そして取り巻く環境の3者の関連性を調べることによって保健・医療・リハビリテーション・産業など人間由来の問題解決や好ましい状態（理想の状態）のあり方を追求することができる。身体活動はこのように健康や人間による社会の生産性の向上、疲労や人間ゆえの生理認知的誤り（ヒューマンエラー）の回避に役立てることが期待される。これが身体活動が人間の生涯にわたる健康追求に欠かせない理由である。

　身体活動を定量的に測定したものが、身体活動量である。動作の定量化を目指す、身体活動を力の変化を伴うものとする方法（物理学的接近）と考え方は、数歩計（いわゆる万歩計）を誕生させたと考えられる。

　一方で同じく動作の定量化を目指すものとして、身体活動量を身体活動を力の変化を引き起こしている産生物の変化を測定することで、測定する方法として、生物学的・化学的接近を行う、カロリメトリーといわれる栄養学や生理学が追求してきた考え方がある。

　1980年以前はオーストラリアや北米において体力、運動、身体活動など、言葉の定義が定着するまで、さまざまな考え方が錯綜し、体育学や医学、保健医療学において混乱してきた。しかし、身体活動科学者であるCaspersenによる身体活動概念の研究以後、"身体活動"が臨床疫学的研究の対象になる機会が増えたと、同じく身体活動科学者のSallisは指摘している。「身体活動」が誰にとっても重要であることが明らかになるにつれ、身体活動科学者は社会的に強い影響力を持ち、身体活動を保証する環境づくりのための政策を提言するに至っている。

1-1　身体活動と運動

　身体活動とは、身体活動（physical activity：PA）とは「エネルギーの消費を生じさせ、骨格筋によってなされるあらゆる身体的な動き」とCaspersenらは定義している。

　身体活動の定義の下において、運動とは「1つ以上の体力要素を改善、または維持するために行なわれ、計画され、構造化され、そして繰り返し行なわれる身体的な動き」と定義される。すなわち、身体活動の部分

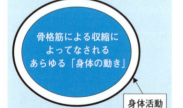

図1-1　エネルギーの消費を伴う四肢や体幹の動きを伴う場合や、静止した姿勢を保つ場合も身体活動

1 身体活動と運動の相違

集合になる。身体活動と運動の明確な区別は，意図的な体力の改善やスポーツなど，または運動療法など，その意図した身体の動きが，その意図によって再現できる性質を持っているのが，「運動」であり，「身体活動」は意識的な動き，無意識的な動きの両者を含めたものである*。

「運動」が明確な目的がある身体活動の1つ（部分）とすると，「身体活動」は意識的な動きとしての運動や余暇活動に加え，無意識的な動きの両者を含めたものである。さらに意識下（自動的）身体活動と生命維持のための身体活動を独立させて身体活動の構成を再定義することで，安静として区別されてきた人間の生活時間において睡眠時の体動なども含めて分離できない行為を身体活動の中に取り込むことができる。

1-2　臨床身体活動学の構造

一定の時間内の身体活動を，詳細に記録し何らかの量的な表現が可能となったものが身体活動量である。身体活動量は「一定の期間における身体活動の総量」である。生きている限り，栄養を摂取して，安静時から運動時を含む，すべての生体内部の代謝で産生する熱量に等しい，24時間のエネルギー消費量とほぼ同じと考えられる。臨床身体活動学は時

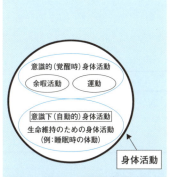

図1-2　「運動」が明確な目的がある身体活動と定義すると，「身体活動」は意識的な動きとしての運動や余暇活動に加え，無意識的な動きの両者を含めたことを表している。

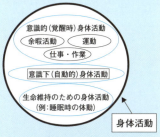

図1-3　「身体活動」は意識的な動きとしての運動や余暇活動に加え，意識下（自動的）身体活動と生身維持のための身体活動が独立しているとするモデルを示している。

* 「運動」の種別として，無酸素性運動（主に抵抗を用いる，いわゆる抵抗運動）と，有酸素性運動（全身をリズミカルに動かし，血流を滞らさない，いわゆるエアロビクス）がある。

さらに柔軟性を高める運動などがある。

本書は，これら全ての運動を身体活動に含めている。

運動療法に用いられる，それぞれの運動種別の特徴は成書を参考にして欲しい。

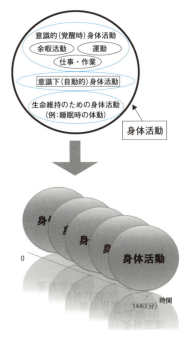

図1-4　身体活動量はこの身体活動をその継続時間のすべてを足し合わせたもの（積分したもの）

間を基準に，すべての身体活動量を分母に，特異的な身体活動，運動を分子においた構造モデルを用いて，そのモデルから得られた影響が健康事象等に及ぼす程度を明らかにすることを追及する。身体活動量には時間の概念が含まれている。時間の制約がないと，総量を求めることができない。臨床身体活動モデルを用いることで，特異的な身体活動や運動の時間当たりの効果を比較することが容易になる。

日本の厚生労働省が5年毎に発表する国民の栄養所要量で使用されている「身体活動の量」は，一定の期間における身体活動に要した熱量を表している。研究者によって安静時の代謝熱量と区別して運動時の代謝熱量のことを身体活動量と表現する場合がある。その場合，安静時の身体活動量を含めた表現は単に「活動量」と表現されることがある。

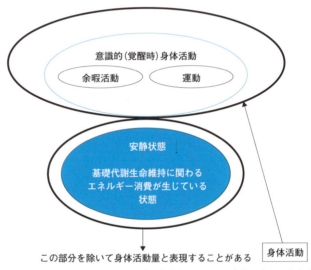

図1-5 安静時の代謝熱量と区別して運動時の代謝熱量のことを身体活動量と表現する場合

本書では，特に断りがない限り，24時間におけるすべての身体活動の総量を身体活動量と表す。

また，安静時代謝量（METs），成人男性60 kgの人の安静座位のエネルギー消費量として呼気ガス中の酸素摂取量3.5 mL/kg/分の倍数で作業強度を表現することがあり，その場合には相対的身体活動強度もしくは相対的作業度と表現する。

身体活動量は，対象者が多い場合には調査票を用いて調査される。成人用の測定法は数多くあり，一部に関してはその信頼性および妥当性が証明されている。機械式・電気的活動モニタや心拍モニタ，ウェアラブ

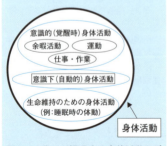

図1-6 我々が提唱する身体活動モデル（以下　身体活動は，このモデルを用いて記述される）

ル（ビデオ）カメラは，自己報告に代わる測定法であり，生活習慣病な
どの身体活動の指導を立案する時に有用である。しかし，活動モニタに
も心拍モニタにも欠点はある。

　いずれは身体活動のパターンの測定について高い正確性を有した測定
方法ができることが期待されている。今後は，それらを用いて介入の効
果判定，すなわち EBM に用いることが求められる。最も正確とされる
二重ラベル水＊はコストがかかるが，エネルギー消費量に関しては非常
に正確性の高い測定方法である。

　しかし，身体活動のパターンに関しては何のデータも得られない。今
後は，行動記録・観察によって身体活動の質を（例えば，姿勢の要素と
運動強度の要素による組み合わせから，エネルギー消費量を求める方法
など）記述しうる方法によって得られた身体活動量とのテストバッテリ
ーによる病態との関連性や健康度との関連性を探ることが重要である。

文　献

1）Ainsworth BE. Montoye J. *et al*. Methods of assessing physical activity
during leisure and work. InC. Physical activity. Fitness. and health. Cham-
paign. IL. Human Kinetics. pp. 146-159. 1994.

2）Montoye HJ. Kemper HC. *et al*. Measuring physical activity and enerendi-
ture. Champaign. IL Human Kinetics. pp. 3-130. 1996.

3）Montoye HJ *et al*. Collection of physical activity questionnaires for health
related research. Medicine and science in sports and exercise, 29（Suppl 6）.
Sl—S205. 1997.

4）Sallis JF. Nevile Owen. Physical Activity & Behavioral Medicine. Sage
Publication. Inc. pp. 1-64. 1999.

5）木村朗，姿勢，作業強度，時間の組み合わせに基づき一日の身体活動量を
推定する方法の開発と青年集団における妥当性，理学療法学 31（3），
pp. 147-154. 2004.

6）Kimura A, Tajima M. The Examination of The Quantificaion Method of
the Physical Activity of the Cerebrovascular Handicapped Person by Wear-
ablecamera. WCPT2015. absutract.

7）丸山仁司ら編，木村朗，ザ体力．理学療法科学学会，2006.

＊二重ラベル水とは，二重標識水法と
表されるエネルギー代謝量を間接的に
測定する方法のこと。
　二重標識水という放射性元素をつけ
た水を生体に投与し，体内での標識の
希釈速度からエネルギー代謝量を求め
るもの。炭水化物と脂肪が体内で燃焼
した場合，生成する水と二酸化炭素の
比率が異なることを利用するもので，
身体活動の制約が少ないことが長所と
される。

身体活動測定の歴史

　ここでは，身体活動測定の歴史について，日本だけでなく外国の状況についても学んでおこう。身体活動量を何故，測定しなければならなかったのか，その謎を探ることで，健康に限らず，人間のさまざまな活動において，人の動きの定量化が学問のみならず，産業面からも求められることを知っておこう。

2-1　身体活動測定装置の始まり

　身体活動測定の歴史は，歩数計（pedometer，ペドメーター*）の歴史と重なることから，ペドメーターの歴史を述べる。
　Oxfordの辞書によると，pedometerは
　"An instrument for estimating the distance travelled on foot by recording the number of steps taken."
　「距離を推定するための器具は，歩数を数え記録することによって，歩いた距離を表した。」
　そして，その起源は
　"Early 18th century: from French pédomètre, from Latin pes, ped- 'foot'. Words that rhyme with pedometer."
　「18世紀初頭：ラテン語で'足'を表すpes, pedと，フランス語で歩数を表すpédomètreの韻を踏んで用いられた」と示されている。
　機械的に動きの定量化は，動きをエネルギーと同等に見做すと，その変換によって数値化できる。
　日本の知られざる機械工学の研究者にして権威の浅川権八郎が，1912年に刊行した『機械の素』には序説に機械使用の目的が示されている。同書によれば，機器を使用する目的は，所要の運動を得るためか，または力を変えるためにある。機械は動力を作り出すものではなく，単に動力の状態を変化させるものとしている。自然エネルギーを機械的動力に代える場合に用いられ，小さい力を大きい力に，不規則な運動を整然とした運動または特殊な運動に，遅い運動を速い運動に，あるいはその逆にそれぞれ変換したい場合に用いられるとある。

*歩数計（ほすうけい）は，歩数を数える機械のことである。日本語で言うところの"万歩計"は山佐時計計器株式会社（YAMASA）の登録商標である。となっている。

そして，機械に与えられたエネルギーは実際にはその一部分が有効仕事をし，残りの部分が無効仕事をする。すなわち「供給されたエネルギー＝有効仕事＋無効仕事」である。無効仕事は摩擦無効仕事または振動・衝撃などである，としている。

朝比奈貞一は，このように人間が機械に与えたエネルギーを機械によって数値化することを世界で最初に考案したのはレオナルドダビンチ (1452-1519) と記している。

しかし，考案（考案図が現存）したが作成はしなかった（には至らなかった）という。

1712 年に Hautefeuille（仏）によって人類史上初めて歩数計の実物の作成に成功したのが最古とされる。

1780 年，実用的な歩数計がスイスの時計師・アブラアン＝ルイ・ペルレ（Abraham-Louis Perrelet）によって作られたという記録がある。

日本では，それを参考に平賀源内が量程器を作成した（1755）という記録がある。その後，伊能忠孝（1745-1818）が量程器を全国の測量に用いたという。この時期，飛脚時計という振り子を内蔵した，飛脚の歩数を振り子の揺れで検出して歯車を回転させ，表示させるものが存在した。

内蔵の振り子が揺れると，歯車が回転して，歩数を記録するというものであった。

しかし，明治になるとこれらの量程器は作成が中止されたという報告がある。江戸時代のものは円形または卵形で大きさは大型の懐中時計位であったとされる。

近代的に，万歩計をもっとも大規模に使用したのはロシアとされる。その後，歩数計は全世界に普及した。

現在の歩数計のルーツは，1963 年に端を発している。加藤二郎（1957年創業の山佐時計計器株式会社，工業計器の製造販売）と東京クリニック院長，大矢巌医師がウォーキングによる健康法の推進活動を行い，大矢氏が歩数計の誕生を熱望していたことから大矢氏に共感した加藤氏が開発に着手した。

1965 年には，第一号万歩計「万歩メーター」が発売された。万歩計は山佐の登録商標となり，現代のすべての機械式歩数計は，トーマス・ジェファーソンによって後のアメリカ人にも紹介された。

運動不足解消のために必要な歩行量を考慮して，その充足度を調べる

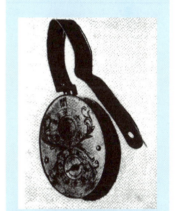

図 2-1 平賀源内による歩数計（量程器）
(出典 朝比奈貞一，『化学者の日誌』1972.)

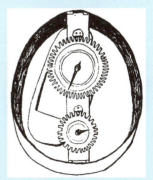

図 2-2 飛脚時計といわれる量程器
(出典 名和弓雄，『忍びの武器』1967.)

機械として開発された。ここにアクティブトラッカーの原点を見ることができる。

2-2　近代的身体活動測定装置の始まり

最初は直感から1万歩を想定していたことから万歩計と命名され，実際にデータが集積されるにつれ，1万歩の目安の正当性＊が証明されたと言われている。

万歩計は，その後機械式から電子式（圧電方式）を利用する方式に変化し，加速度センサーが小型軽量化，さらに大量生産による安価な供給が可能になったことから普及していった。

単軸加速度センサーを利用した万歩計として，2000年代以降，もっとも世界で用いられているのはYAMASA（山佐）のpedometerである。

さらに，ITの進歩によって2000年以降，力学的身体活動計は3軸加速度センサーを搭載し，身体運動の立体的トラッキングが容易かつ安価にできるようになった。

身体活動測定は，当初，歩いた距離の長さを知る方法として歩数計が利用されたことにルーツが見いだせる。その後，労働負荷の量を測定する目的で用いられた。やがて，自己健康管理の道具として，身体活動量を測定するために用いられるようになった。そして，現在，ウェアラブル装置に内蔵される加速度や磁気，センサーから，生体機能情報，位置情報まで視覚化されるようになった。これらの技術は急速に進歩していることから，次章で最新情報に触れておきたい。

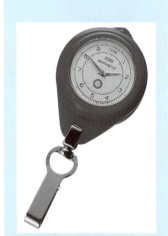

図2-3　万歩メーター
（出典 http://www.yamasa-tokei.co.jp/top_category/history2.html （2015.4.15））

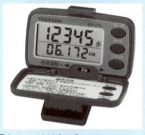

図2-4　YAMASAのpedometer
http://www.yamasa-tokei.co.jp/top_category/history2.html （2015.4.15）

＊現在では，健康保持に適切な運動習慣の量が約286 kcal/day（2000 kcal/week）とされる。一方，1万歩歩いた時のエネルギー消費量＝300〜330 kcalと近似される。

2 身体活動測定の歴史

量程器の名

この名前は所蔵者坂出市郷土博物館の歩数計（今日の流行語なら万歩計，ただし量程器には歩数でなく歩行距離が目盛ってある）に与えられたものとされる。量程の語は伊能忠敬がやはり距離測定に使った量程車（中国における歴史は古い）にも与えられているが，これは牽いて進む車輪の回転数から距離を求めたもので万歩計とは違うものとされる。

万歩計を量程器と呼ぶのはこの源内が作成したものだけで，名和弓雄は飛脚時計，歩時計（ただし時を測る時計ではない），歩行計の名称があったと報告している。

朝比奈は，第一次世界大戦から第二次世界大戦の間に勃発したシナ事変（満州事変）中，星で方角を知る法という小冊子と歩数計とを贈ることにしていたという。しかし，国産の歩数計は当時販売されていなかったと記している。

戦後，万歩運動につれて歩数計が万歩計の名で製作販売されるようになったとされるが，その前に自衛隊の註文によって量産納入した業者がいたという話がある。平井春夫の収蔵コレクション中の古い品を模していた可能性があるとされる。

江戸時代の歩数計は，大きく分けて2種類ある。

1つは，水平振子が内蔵され，水平方向に振るときに振動するもの，2つ目は，上下に振るときだけ振動し垂直振子を内蔵し左右に振動するものがある。

1個は卵形（振動は上下），裏に巻芯のようなものが鍵穴を通して見られ附属の捲鍵で帰零するらしい。他の1個も卵形（振動の上下か左右かは不明）・多くは里，町，間の目盛りがあり，朝比奈が調べた江戸時代の歩数計はすべて最高10里まで目盛ってあったとされる。彼の説によれば，これは当時1日間の行程の限界を示すものか，または内部機構の歯車輪列の関係であろうということである。

また忍びの武器に紹介している飛脚時計は片面が町と間の目盛りで他の片面に里の目盛りがあり，他の歩数計は平賀源内の量程器と同じく片面に町と里，他の片面に間の目盛りがしてある。平賀源内の量定器が江戸時代の歩数計の原型になっているという主張は，このような構造とデザインの類似性が根拠とされる。

1780年，Luis Recordonがイギリスで特許を受けたのは歩数計の原理を使ったものという説もあり，歩数計を自動捲懐中時計の一部分と主張する人がいる。

動きにあわせて振動する振動振子の球儀（垂揺球儀）が，伊能家には2個あったとされる。大正時代には，伊能思敬遺書並遺品として，佐原市（千葉県）において忠敬の垂揺球儀の指針の中の1本と振子が存在したという記録が残っているが，今は存在しない。

引用文献

1) 朝比奈貞一，『化学者の日誌』．学生社（1973）p. 83.

2) 名和弓雄，『忍びの武器』．人物往来社（1967）pp. 239-242.

参考文献

1) 朝比奈貞一．平賀源内の量程器（万歩計）：万歩計の歴史に寄せて．フェリス女学院大学紀要 7. 1972.

2) http://www.yamasa-tokei.co.jp/top_category/history2.html（2017.4.15）

3) 朝比奈貞一，伊能忠敬の時計—重文の指定に誤り，朝日新聞，昭和 42 年 2 月 12 日夕刊

4) The Oxford English Dictionary. Vol. 7, pp. 610-611. 1961.

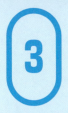

3 身体活動量測定装置の進歩

　身体活動を測定するために，よく用いられてきた歩数計について，そのあらましと，実際の構造としくみについてみてみよう。

表 3-1　歩数計開発史

1965（昭和 40）年
　消費財として山佐時計計測株式会社（YAMASA）が日本初の"歩数計"万歩計 1 号機「万歩メーター」を発売[*1]

1984（昭和 59）年　「万歩計」の登録商標取得
　YAMASA は，商品区分第 9 類指定商品の歩数計に商標登録第 1728037 号で「万歩計」を所有している。YAMASA に未許可で，当社製品以外の"歩数計"に「万歩計」の名称は使用できない。「万歩計」の一般用語は"歩数計"となっている。

1987（昭和 62）年
　初の電子式のデジタル万歩計「デジ・ウォーカー MINI EM-200」が発売
　電子化により歩数以外に歩行距離や歩行時間，消費カロリーなどの表示が可能になっていく[1]。

1988（昭和 63）年
　歩行した分の消費カロリー量を表示するデジタル万歩計「マイ・カロリー EC-500」が発売
　カロリーに対する意識が人々に高まり，ヒット商品になった。

1989（平成元）年
　デジタル万歩計「アルネス 200 SAS-200」が厚生労働省が実施する国民健康・栄養調査"身体活動状況調査"指定製品として採用
　現在も AS-200 は基準機として使用されている。

1991（平成 3）年　歩数計の JIS 規格制定
　通商産業検査所から YAMASA は JIS 制定原案作成委員に任命された。

1999（平成 11）年
　朝日新聞創刊 120 周年記念（平成の伊能忠敬・日本を歩こう 21 世紀への 100 万人ウォーク）開催に向けてゲーム万歩計「平成の伊能忠敬 GK-500」が発売された。歩くことで日本地図を完成させていくというゲームを楽しみながらウォーキングを楽しめる人気の万歩計であった。2011 年に 3D 加速度センサーを搭載し，ゲーム内容と機能を刷新して完全リニューアルの復刻版 GK-700 が発売された。

2001（平成 13）年
　業界初のウォッチタイプ万歩計 HK-500 シリーズが発売
　「万歩計が変わる。腰から腕へ」のスローガンを掲げて発売した商品であった。

2006（平成 18）年
　3 方向加速度センサーを搭載したポケットやバッグの中で計測できる万歩計「ポケット万歩 パワーウォーカー PW-900」[*2] が発売

2009（平成 21）年
　厚生労働省が示した「健康づくりのための運動指針」の基準値メッツ，エクササイズを計測するポケット万歩パワーウォーカー EX EX-700」が発売

2011（平成 23）年
　活動カロリーと安静時や睡眠時の基礎代謝を測定して，総消費カロリーを表示する活動量計「MYCALORY MC-500」が発売

*1　アナログ機械式で 1 目盛 100 歩。価格は 2,200 円（当時の大学卒の初任給が 2～3 万円の時代なので決して安いものではなかった）。当時の運動不足の解消にウォーキングが見直され，「1 日 1 万歩」運動などを推奨する団体が積極的に活動を進めるなど社会全体の流れにのってヒット商品になった。

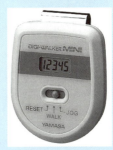

図 3-1　デジ・ウォーカー MINI EM-200（YAMASA）
（出典 http://www.yamasa-tokei.co.jp/top_category/history2.html（2015.4.15））

*2　この時に加速度センサーが搭載されたようである。

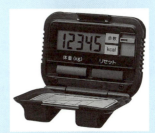

図 3-2　マイ・カロリー EC-500（YAMASA）
（出典 http://www.yamasa-tokei.co.jp/top_category/history2.html（2015.4.15））

11

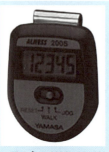

図 3-3 アルネス 200S AS-200（YAMASA）
（出典 http://www.yamasa-tokei.co.jp/top_category/history2.html (2015.4.15)）

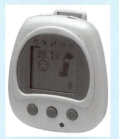

図 3-4 平成の伊能忠敬 GK-500
（出典 http://www.yamasa-tokei.co.jp/top_category/history2.html (2015.4.15)）

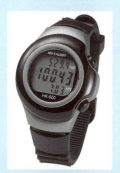

図 3-5 ウォッチタイプ万歩計 HK-500
（出典 http://www.yamasa-tokei.co.jp/top_category/history2.html (2015.4.15)）

3-1 歩数計

　YAMASA の歩数計は，最も世界で使用されている身体活動量測定装置（アクティブトラッカー）であった。ここでは，YAMASA（山佐時計計器）の機械式歩数計から 3 軸加速度センサー搭載のアクティブトラッカーの開発の経過をみてみる。

　歩数計は，彼らの身体活動を増加したい人のための動機付けのツールになる。さまざまなウェブサイトが，自分の進捗状況を追跡するため利用できる。

　日々の歩数やハートビートだけでなくやる気を起こさせる工夫がなされている。歩数計は，身体活動を増加させ，血圧レベルとボディマス指数を低減する。

　2007 年 11 月，米国医師会誌に発表された研究は，"結果は歩数計の使用は身体活動の有意な増加と体格指数と血圧の有意な減少と関連していることを示唆している" と報告している。

　ここにあげた，YAMASA の歩数計（商品名　万歩計）は現在，世界で最も使用されている身体活動測定装置である。

　ほかには，米国ハーバード大学の同窓生が被験者となって実施されている前向きコホート研究で，actigraph と呼ばれる三軸加速度センサーを用いた身体活動測定装置が使用されている。近年では，さらに polar 製心拍モニターを装着して生理学的なデータも同期して取得することができるようになっている。

（1）歩数計の構造と仕組み

　歩数計が「人間の身体活動としての歩行動作」を「計数化」するときの鍵が「振子につながるバネ」にあることをすでに示した。ここでは，万歩計の構造を見てみよう。

　では一体どのような構造で成立しているのだろうか？歩数計を分解した図 3-10 を示す。

　歩行に伴い筐体（歩数計全体）に加速が加わると，振子（脚）が揺れる。揺れた振子は継手（関節）を軸に，回転モーメント（継手（関節）を時計回りまたは反時計回りに回そうとする力のこと）が発生する。このモーメントを一定にするためにばね（関節軟骨）が緩衝する。

　振子の先端には電気的な接点がついており，1 歩毎に接点が 1 回オン

3 身体活動量測定装置の進歩

になる。この接点の接続回数を電子基板回路（脳）が読み取り，液晶パネル（顔）の表示を行うことになる。なお，電子基板回路（脳）には側頭葉（人間の記憶を司る部分）の機能があり，記憶できる容量の範囲で歩行に伴う加速度から変換されたデータを保持し続けることになる。表の液晶パネル（顔）の周りに操作ボタン（目や耳）があり，人間が歩数計に情報を伝えるインターフェースになっている。

身体活動を測定するために，よく用いられてきた機械式歩数計は振り子構造が加速度を感知するセンサーに置き換わって進化してきた。この加速度センサーの利用が3次元の方向の動きを感知する装置の開発に結びついている。これらのあらましについて覚えておきたい。

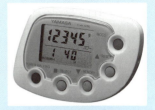

図 3-6 ポケット万歩 パワーウォーカー PW-900
（出典 http://www.yamasa-tokei.co.jp/top_category/history2.html（2015.4.15））

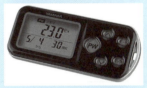

図 3-7 ポケット万歩パワーウォーカー EX-700
（出典 http://www.yamasa-tokei.co.jp/top_category/history2.html（2015.4.15））

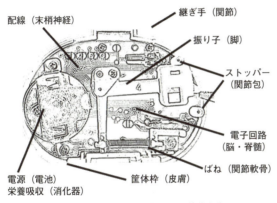

図 3-10 歩数計の内部構造と人体化名称
（著者命名）

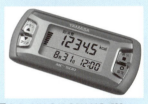

図 3-8 MY CALORY MC-500
（出典 http://www.yamasa-tokei.co.jp/top_category/history2.html（2015.4.15））

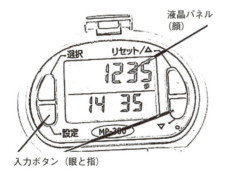

図 3-11 歩数計の表面と人体化名称
（著者命名）

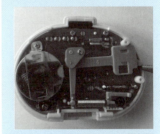

図 3-9 YAMASA MP-300 の解剖図

13

引用文献

1）http://ednjapan.com/edn/articles/1205/16/news110.html（2017.6.03）.

2）http://ednjapan.com/edn/articles/1406/09/news014_3.html（2017.6.03）.

3）http://ednjapan.com/edn/articles/0912/28/news057.html（2017.6.03）.

4）https://msdn.microsoft.com/ja-jp/library/ff431810(v=vs.92).aspx
（2017.6.10）.

参考文献

1）田村俊世，間接熱量計について，静脈経腸栄養，vol.27，No.6，2012．

2）吉武裕他，エネルギー消費量推定法に関する研究，体力医学，56，2007．

3）Yuki Hirakata *et. al.*, Validation and Comparison of 3 Accerometers for measuring Physical Activity Intensity During Nonlocomotive Activities and Locomotive Movements Journal of Physical Activity and Health, (2012).

4）大島秀武，シンポジウム：運動疫学研究における身体活動の評価法と発展性，加速度計　第15回運動疫学研究会学術集会（2012）.

5）永富良一，身体活動量評価の健康福祉分野におけるニーズ，日本機械学会誌，Vol.110，2007．

6）萩由美子他，ウォーキング実践時の脈拍を指標とする機器活用の有効性，ウォーキング研究，No.14，105-109　2010．

7）高橋信二他，ジャイロ搭載型加速度計によるスポーツ活動時の身体活動量測定，体力医学，54　2005．

8）太田順，工学の立場から見た看護ケア（看護と工学の連携―加速度センサの開発を出発点として）看護研究，vol.44，No.6，2011．

9）http://www.atmarkit.co.jp/fsmart/articles/ios_sensor02/02.html（2015.6.03）

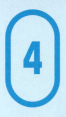

身体活動の質の測定

歩数計が機械式から電子センサー式に代わり，身体活動の量的測定はより正確になってきた。身体活動の量の把握と同時に，その質を測定し，量と質の両面から，身体活動の在り方を考え，健康や疾病予防，運動療法などに生かすことが期待される。ここでは身体活動の質の測定について，筋力テストと人間工学的方法，人間特性データベースについて知っておこう。

4-1 身体活動の質的測定方法としての筋力テスト

身体活動の測定あるいは評価において，忘れてはならないのは，北米におけるポリオの流行に伴う，公衆衛生活動に役立たせるために開発された重力を用いた筋力テストの開発である。身体活動の測定対象は一定の時間における姿勢の変化であるから，そのパラメータとして加速度を検出することで，量的な測定がなされていることは，すでに述べた。

この加速度をもたらすものは，筋収縮であることから，近似的に筋の働きを追跡することは，質的な測定を行っていると換言できる。

一方，加速度は身体の動きの中で，関節を軸とした回転モーメントと関連する。さらに，このモーメントアームの加速，減速は関節可動域の中で生じることから，人体計測（アンソロポメトリ）からエルゴノミクスに通ずる人体標準基準値を求め，近似的あるいは，モデルとして身体活動の測定値の利用や解釈において，参照すべきデータとして位置づけられる。

17世紀に英国から発生したポリオ poliomyelitis というウイルスが原因で（当時は原因不明であった）主に子供たちの手足の筋肉が動かなくなる（麻痺する）病気の流行をきっかけとして，病気の伝搬程度（すなわち発生頻度，地域的な分布，重症の程度という疫学的情報の原則）を知るために，公衆衛生学的必要から開発された歴史を持つ。米国では1894年夏，Vermontで最初の患者が発生した。そして，北米の整形外科医および理学療法士による筋機能の測定と評価方法が研究された。

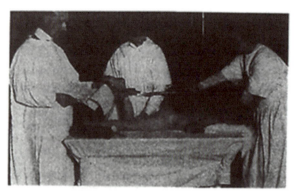

図 4-1　1915 年 Vermont のクリニックとボストン小児病院整形外科学教室，同大学生理学部門と協力して考案した筋力検査法の実施場面
（出典　武富由雄，理学療法のルーツ）

　1914 年 Flexner 医師を通じロックフェラーが寄付金で Burlington に研究所を開設し，Lovell（ハーバード大学整形外科学　教授）が治験を担当することとなった。1915 年 Vermont のクリニックとボストン小児病院整形外科学教室，同大学生理学部門と協力して考案したものが，筋力検査法という手法であった。この方法は約 300 人の対象者に用いられた。この方法では筋力の正常機能から逸脱した病的な状態を段階を設けて判定するという発想で開発された。評価は正常，部分的麻痺，完全麻痺の 3 つに分類された。このうち正常と完全麻痺の 2 つは容易に評価・区分できたが，部分的麻痺のグループの筋力評価がむずかしかったという。正常に近い筋もあれば，わずかに筋収縮*がみられる筋もある。治療する者として麻痺した筋が改善したのか悪化したのかを明確に判定する必要がある。今日，世界で広く用いられている筋力検査法が普及した理由は，簡便かつ一定の正確さで筋機能の異常を判定し，病態の診断に役立てることができるようになったからである。

　この方法が質的と言われるゆえんは，当初，筋力の定量化のためにばね秤を使用したが，それよりも，より簡便に，どこでも実施可能で再現の高い方法が求められ，調べたい筋の作用によって重力に抗して自分の身体部位が挙上できること，を基準にすること，すなわち重力を用いることで，主観的，経験的な方法と比べて客観性が高い判定方法が完成した。

　筋力テストの尺度付けとはどのようなものだろうか。この尺度は順序尺度であり，重力に逆らって四肢・体幹を十分な関節の動きの範囲で持ち挙げられるとき，0 から 5 点の点数の中で「3」を与える。さらに重り

*筋収縮とは，随意的に筋肉を動かそうとした時に，筋肉が縮む現象のこと。

を加えても，その動きが可能な場合「5」を与え，まったく動かせない場合で筋収縮を触知する場合「1」とし，触知不可能な場合「0」と判定する。このような数量化によって，身体動作の遅延や軌跡の異常な変位がある場合，安静時姿勢の輪郭が正常な形から逸脱する時に，力源の機能低下の局在および程度を調べるために用いられる。この情報は質的な身体活動分析に用いられる。

このような歴史を経て，今日でも，筋力テスト（徒手筋力テストと総称される）は理学療法士や作業療法士などリハビリテーション関係者，整形外科医において習得すべき身体活動の力源を探索する技術として利用されている。ヘルスサイエンスやスポーツ科学に関わる学生，専門職，愛好家にとっても，簡便な方法であることから，基本的な内容を知っておくと役に立つだろう。

具体的な筋力の測定方法は，筋力テストなど成書を参考のこと。

4-2　人間工学の方法

身体活動は，その質的な測定・分析を行うために動作の力源を調べることに加え，形態の特徴による制御から，活動の限界点を見極めることが必要な場合もある。

この人体の構造に基づく特性は，人間工学，エルゴノミクスとヒューマンファクターの両分野によって調べられてきた。

Ergonomics を初めて定義したのは Wojciech Jastrzębowski（1799-1882）という。その後，ポーランドの科学者 Józefa Franciszka Joteyko（1866-1928）は An Outline of Ergonomics, or the Science of Work, Central Institute for Labour Protection, Warsaw を著した。

人間工学（Ergonomics）という言葉は，ギリシャ語の ergon（仕事や労働）と nomos（自然の法則）に由来している。Ergonomics が，1857年にポーランドの学者 Wojciech Jastrzębowski により造語されたことは，ポーランド語に英語を併記した書籍が1997年に復刻され，広く知られるようになった。

1857年は，日本では黒船来航直後の時代で安政4年であった。"労働"と"健康"の関連性，すなわち"働く"ことによってどのような"健康

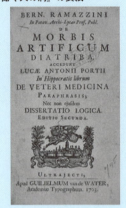
*『働く人の病』の表紙

障害"が引き起こされるのかについては，古代エジプト，ギリシャ・ローマ時代においても多くの記載がされている。労働衛生的視点から労働条件と病態との関連性を初めて体系化したのが，イタリア人医師であったベルナルディーノ・ラマツィーニ（1633-1714）による古典的名著『働く人の病（De morbis artificum diatriba）』*である。例えば，この書籍では金属鉱山労働者の病気として，粉塵による喘息・結核などの呼吸器疾患はさることながら，不自然な作業姿勢が身体に及ぼす影響についても言及している。18世紀からはじまる産業革命による工業化に伴い，労働と健康の関連性の解明は時代の要請であった。

しかしながら，産業疲労の測定や労働の科学的管理の原則など，人間工学的な予防対策・手法・アプローチに関しては，20世紀初頭まで手つかずの状態であった。ポーランド出身の科学者Józefa Joteykoによる英語版著書『労働科学の方法』が出版されたのは1919年であり，産業疲労の測定や労働の科学的管理の原則などが詳細に述べられている。

もうひとつの人間工学の潮流としては，第二次世界大戦以降の米国を中心としたヒューマンエラー研究があげられる。米国空軍機がロッキー山脈に激突するなどの事故が多発し，心理学・航空工学の専門家らによる調査チームにより原因の追究が行われた。その調査チームが到達した結論は，「高度計の計器のインターフェイスデザインが悪いために，パイロットは計器の読み間違いをしている」というものであった。人間の認知特性を考慮し，読みやすい一針高度計のデザインを航空機に採用することになった。このように，応用心理学を背景として発展してきたのが，ヒューマンファクター（Human Factors）である。ヒューマンエラーの防止やわかりやすい・使いやすい製品設計など，公共機器・民生機器のみならず，医療・福祉・航空・交通システム・公共施設など，幅広い領域における安全・快適設計へと発展している。

日本における人間工学研究は1921年に開始された暉峻義等（てるおかぎとう）を所長とした倉敷労働科学研究所の活動が挙げられる。同年，田中寛一による『能率研究人間工學』が発行された。労働科学とは異なり，米国流の心理学を基礎として人間力を最も経済的に使用できる手法に重点を置いたHuman Engineeringをわが国に紹介した著作である。米国では，1950年代以降も現在に至るまで，Woodson, McCormick, Sandersらによる人間工学上の有名なテキストが出版されている。1963

年には，Grandjean による名著 "Fitting the Task to the Man" が出版されている。1996 年には IEA と ILO が協力し，作業条件や職場改善などをわかりやすく図解した人間工学チェックポイントが出版された。

1959 年には，各国各地域の人間工学に関係する学会等を組織した国際人間工学連合（IEA）が設立された。3 年ごとに開催される IEA 大会は，ストックホルム，ドルトムント，バーミンガム，ストラスブールなど，欧米諸国で開催されていたが，1982 年に東京，1988 年にシドニー，2003 年にソウル，2009 年に北京などアジア各地やオーストラリアでも開催された（日本人間工学会 HP2015.5.23 より）。

4-3　人間特性データベース

身体活動の質的分析には，これまで記してきたように筋力に注目するもの，形態に注目するものがあるが，独立行政法人製品評価技術基盤機構　製品安全センター製品安全企画課標準・技術基準室はこれらを整理して人間特性という名称によってデータを公開している。適宜参考にすると良いだろう。参考までに主な項目や計測方法を示す。

・計測項目，計測方法，データベースの内容には以下のものがある。
　　身体寸法
　　体力測定
　　最大発揮力
　　関節自動可動域
　　関節受動抵抗
　　操作力

歩数計から始まった身体活動の量的測定と，身体機能の把握，人間特性データベースの活用によって，個別に身体活動処方を行う土台ができる。参考文献に目を通しておきたい。

引用文献

1) Davis JA Vodak P, *et al.*, Anaerobic threshold and maximal aerobicpower for three modes of exercise. *J. App Physiol.*, 41: 544–550. 1982.
2) Montoye HJ. Kemper HCG, *et al.*, Measuring Physical Activity and Energy Expenditure. Human Kinetics, Champaign, IL. 1996.

3) Paffenbergar RS, Wing AL. *et al.*: Physical activity, all cause mortality, and longevity of college alumni, *N. Engl., J Med.* 31, 4: 605-614. 1986.

4) Shimizu H: Reliabiliity and validity of a questionnaire for assessment of physical activity in epidemiological studies., J Epidemiol., 8: 152-159, 1998.

5) Pereria MA, Fitzgerald SJ, *et al.*, A collection of physical activity questionnaires for health related research. *Med Sci Sports and Exer.*, 29（Suppl to No. 6）: Sl-S205, 1997.

参考文献

1) U.S. department of health and humanservices: A Report of the Surgeon General Executive Summary-Physical Activity and Health. Center for Disease Control Atlanta, 1996.

2) 内藤義彦，わが国における男性勤労者の身体活動量と循環器検診成績の関連一身体活動量の把握方法の開発とその応用．日本公衛誌．41：706-719．1994.

3) 内藤義彦．飯田稔ほか，身体活動が検診成績および循環器疾患の発症，総死亡に及ぼす影響に関する追跡研究厚生の指標．4：3・9．1997.

4) 内藤義彦ほか，身体活動量の評価一身体活動と生活習慣病（日本臨休 2000 年増刊）．日本臨休社，2000．pp. 169-173.

5) 池田央，（3章　研究資料の収集）．『行動科学の方法』．東京大学出版会．（1971）.

6) Washburn R.A. Montoye, H.J., The assessment of physical activity by questionnaire. *Am. J. Epidemiol.*, 123: 5635761986.

7) Laporte, R.E., Assessment of physical activity in epidemiologic research: problems and prospects. *Public Health Reports*, 100: 1311461985.

8) Sallis. J.F., Owen, N., Physical activity and behavioral medicine（日本語版）．北大路書房，京都．1999'.

9) Kriska A.M. *et al.*, A collection of physical activity questionnaires for health-related research. *Med. Sci. Sports Exerc.*, 29（suppl）. 1997.

10) 李廷秀：身体活動量の評価一身体活動と生活習慣病．日本臨休 2000 年増刊．日本臨休社，大阪．2000．pp. 174-177.

11) Epstein L. *et al.*, Vigorous exercise in leisuretime, coronary riskfactors and resting electrocardiogram in middledaged male civilservants. *Br. Heart J.*, 38: 403-409. 1976.

12) Taylor. H.L. *et al.*, A questionnaire for assessment of leisure time physical activity. *J. Chronic Dis.* 31: 741-755. 1978.

13) Paffenbarger..R.S. *et al.*, Physical activity as a index of heart attack risk in college alumni. *Am. J. Epidemiol.*, 108: 161-175. 1978.

14) Kannel. W.B. *et al.*, Some health benefits of physical activity: the Framingham Study. *Arch. Intern. Med.*, 139: 857-861. 1979.

15) Haskell W.L. *et al.*, Strenous physical activity, treadmill exercise test per-

formance and plasmahigh-density lipoprotein cholesterol. Circulation, 62 (Suppl. N): 53-61, 1980.

16) Sallis J.F. *et al.*, Physical activity assessment methodology in Five-City Project. *Am. J. Epidemiol.*, 121: 91-106. 1985.

17) Baecke, J.A.H. *et al.*, A short questionnaire for measurement of habitual physical activity epidemiological studies. *Am. J. Clin. Nutr.*, 36: 932-942. 1982.

調査紙による身体活動量の測定

　実際に生じている身体活動を知る方法として歩数計や筋力テストがあるが，聞き取りによるアンケート法も存在する。この方法の優位なところは，すでに過去の身体活動について，記憶を利用することで，おおよその推定ができる点にある。種々の方法があることを知っておこう。

5-1　質問紙法

　身体活動量の測定は古典的には数歩計と質問紙が用いられてきた。ここでは，多くの研究が取り上げている質問紙法を時系列に並べ，その特徴をみてみよう。

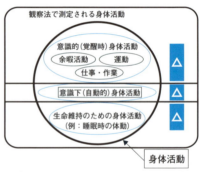

図5-1　身体活動および行動識別に対する質問紙および観察法の守備範囲
（測定可能な領域を○，困難な部分を×とする，質問紙は広範な守備範囲を持つが，△で示す通り，客観性について歩数計や心拍数などによる方法に比べ，劣性にある）

(1) British Civil Servant questionnaire

　身体活動研究の端緒ともなった質問紙である。1967年にYasinらが英国の男性上級公務員を対象として身体活動量と心臓病を研究する際に開発した。インタビュー形式で過去2日間の5分間以上持続した行動を時間順に思い出させる方法で，約1時間かかる。職場の義務的な仕事以外の全ての行動を思い出させる。運動強度により行動を5つのレベルに分類，読書，テレビを見るは1点，テニス，水泳のようなスポーツは5

点など）し，スコア化する。1時間で，最高60点になる。この思い出しに加えて，自己評価もしてもらう（5段階）。この手法は117名の40〜54歳の上級官吏を対象にパイロットスタディをし，4回検討された（計8日間）。この方法の妥当性については，32名を対象にスコアと1週間食事調査結果および皮下脂肪厚との関連性が検討された。スコアと摂取カロリーの相関は有意ではなかった（$r^* = 0.27$）が，皮下脂肪厚とはわずかだが有意だった（$r = 0.31$）。British Civil Servant questionnaire で評価した身体活動量は冠動脈疾患の発生率や安静時心電図異常と有意な関連を認めた。しかし，これらの研究は，Yasin らによる妥当性研究の時のようなインタビュー形式ではなく，自己評価方式によりデータが収集されている。Morris らは英国の男性上級公務員で40から64歳の167,882名を対象に週末日（金曜・土曜の2日間）の身体活動量と冠動脈疾患の臨床症状の発生との関連について前向きに検討している。年齢とマッチして強い運動をしていると答えた人は，そうでない人に比べて3分の1のリスクであった。British Civil Servant questionnaire は信頼性，妥当性とも比較的良く検討されており，また疾患との関連も認められているが，利用に関してはいくつか問題点がある。つまり，①5分間隔の思い出しが困難であり，信頼性，妥当性があまりよくないこと，②データを収集して集計するのに時間がかかること，③短い時間の枠組みの調査は個人の典型的な身体活動量の型を反映してないかもしれないことなどである。

（2）Minnesota Leisure Time Activity questionnaire

この手法は過去12ヵ月間の63種の余暇活動について熟練したインタビュアーが20分間かけて質問する。それぞれの活動を，どのぐらいの時間，月何回，年何ヵ月行ったかを尋ねる。それらの身体活動について，活動強度指数（work metabolic rate/basal metabolic rate）に行動時間をかけ，全部を加算して，最終的に1日当たり余暇時間消費エネルギー量を算出する。また，低，中，高の3段階の強度における身体活動量も算出する。再現性は，活動全体の順位相関が $r = 0.88$ であり，良好な結果だった。妥当性に関する報告は，二重標識水法による消費エネルギー量との相関係数は $r = 0.26$，携帯型加速度計による消費エネルギー量は $r = 0.40$ だった。MRFIT では42名の中年男性で仕事の日と休日に Large-Scale Integrated Activity Monitor をつけてこの質問紙による身体活動量との関連を検討した。仕事日とは低い相関（$r = 0.05$），休日とは有意な相関（$r = 0.45$）を認めた。有酸素能力（トレッドミル時間）と

*r とは，調査紙法に見られる関連性を示す統計用語のこと。相関係数を表している。ふたつの事象か（因子）間に強い正の関係があるとき最大値1を示し，負の関係があるときは−1を示す。全く関係がないときは0を示す。一般的に0.3以上あれば関係があると考える。

は $r=0.52$ で比較的良好な相関を認め，妥当性は支持されている。疾患や検査値との関連について，Leon らは MRFIT に参加した約 97,000 名の男性について，7 年間の冠動脈疾患および全死亡について余暇活動時間（分／年）および活動強度との関連を検討した。介入群，対照群とも冠動脈疾患死亡と初診時の身体活動の持続の間に有意な負の関連を認めた。様々な疫学研究に用いられてきたが，調査に時間がかかるのが難点である。

(3) Harvard Alumni Activity Survey

最も有名な質問紙の1つで，大学卒業生の身体活動量と心発作の関連を検討するために Paffenbarger らにより作成された。自己記入式で，過去1週間に行った身体活動のタイプと行動時間が尋ねられ，手紙で報告する方式になっている。日常生活の身体活動は被調査者の間ではほぼ似かよっていると仮定し，社会階層の高い大学卒業生に特徴的と思われる身体活動を中心に報告する。階段を昇った回数，歩いた街のブロック数，および参加したスポーツ（種目および時間）が尋ねられる（当初は週当たり発汗回数も）。スポーツについては，高強度と低強度に2分類される。それぞれの活動について階段を1階分昇るのは 4 kcal に，街を1ブロック歩くのは 8 kcal に相当し，高強度スポーツは 10 kcal/min，低強度スポーツは 5 kcal/min とした値を用い，1週間分の余暇活動のエネルギー消費量（kcal）を推定した。Montoye らによる妥当性の報告によれば，二重標識水法による消費エネルギー量との相関係数は $r=0.39$，携帯型加速度計による消費エネルギー量との相関は様々だった（$r=0.03$ から 0.70）。他の指標を用いた妥当性に関する報告も様々である。

一方，疾患との関連は疫学研究では確立されており，数々の重要な成果が得られている。この質問紙の長所は，短時間で完了する自己記入式であり，身体活動量の計算も楽なことである。

(4) Framingham questionnaire

基本的にはインタビューによる把握である。身体活動指数は強さにより5分類（基礎代謝レベル（basal），座位，軽・中・重）し，それぞれの総計から算出される。basal が1点，中が5点で，重が1日24点になる。Garcia-Palmieri らは Puerto Rico Heart Health Study（2,585 名の農村，67,208 名の都市に住む 45 から 65 歳の男性が対象）で Framingham questionnaire の妥当性，信頼性の検討をし，冠動脈疾患との関連を示した。若い世代，農村，熟練を要さない仕事についている人の身体

活動量が高い。より強い身体活動量を答えた人は安静時の心拍数が低い傾向を認めた。信頼性は 2.5～3 年間隔をあけて実施した 3 回の再調査で評価した結果，$r=0.30～0.59$ だったが，これは再調査までの期間を考慮すると妥当な結果と考えられる。なお，8.5 年の追跡期間中の冠動脈疾患のリスクの独立した予測因子だった。また，Honolulu Heart Program Study でも利用され，10 年のフォローで冠動脈疾患との関連を認めた。

(5) Lipid Research Clinics Prevalence Study and Coronary Primary Prevention

Trial questionnaires LRC Prevalence study は，『Do you regularly Engage in strenuous exercise or hard physical labor ?』という簡単な問診を利用している。もし『YES』なら続いて，『Do you exercise or laborat least three times per week ?』これにより，非活動的，中等度に活動的，高度に活動的に 3 分類する。Haskell らはこの質問を用い，20 歳以上の 2,319 名の男性，2,067 名の女性を対象に調査した。その結果，どの世代でも男女とも強い運動を行っている人はそうでない人に比べて HDL・コレステロール値が高く，安静時心拍数が少なく，トレッドミル最大下運動負荷試験でも有酸素能力が高かった。なお，LRC Primary Prevention Trial では，仕事時・仕事以外で遂行する身体活動量の総量が同性同年齢の人と比べて多いか，を自己評価（5 段階）させる問いを加えた。Gordon らは Type E の高リポタンパク血症にこの問診を利用し，HDL・コレステロールが身体活動量の自己評価が増すにつれて上昇することを認めた。簡単な問診にも関わらず，リスクファクタだけでなく，有酸素能力と関連を認めた。

(6) Five-City Project questionnaire

7 日間の仕事，余暇，家事について身体活動量を思い出してもらう方法である。インタビュー形式で 1520 分間で終了する。質問は睡眠とともに 3 段階の強度カテゴリー（中等度，強い，非常に強い）に費やした時間数を尋ねる。これらのカテゴリーに該当する一般的な行動内容はチャートに示されている。軽い身体活動に費やした時間は 24 時間から睡眠と先の 3 カテゴリーの時間合計を差し引いて求められる。睡眠（1 MET）と 4 カテゴリー（それぞれ，1.5, 4, 6, 10 METS）の身体活動の強度についての METS から体重 kg 当たり 1 日エネルギー消費量が算出される。

(7) Baecke questionnaire

20 から 32 歳のオランダ人 306 名を対象に，16 項目からなる簡単な質問紙が検討された。仕事中の身体活動量，余暇におけるスポーツによる身体活動量，余暇におけるスポーツ以外の身体活動量からなる。妥当性の証拠も一部報告されている。教育レベルは仕事の activity index と負の相関を認め（男性で $r=0.56$，女性で $r=0.25$），余暇の activity index と正の相関を認めた（男性で $r=0.38$，女性で $r=0.34$）。男性では lean body mass が仕事，スポーツの activity index との間に正の相関を認めた。女性では上記の項目に関して相関を認めなかった。再現性はそれぞれ 3 つの項目で 0.74 から 0.88 だった。また，Baecke sport index と Harvard Alumni Survey の週当たりのスポーツのカロリーとの関連（$r=0.40$）を認めた。

(8) IPAQ（International Physical Activity questionnaire）

WHO が公認している，全世界共通の身体活動の測定を行うものである。

質問紙の内容は，被験者が日常生活の中でどのように身体活動を行っているか（どのように体を動かしているか）を調べるものである。平均的な 1 週間を考えさせ，その場合，被験者が 1 日にどのくらいの時間，体を動かしているのかを聞き取るものである。身体活動（体を動かすこと）とは，仕事での活動，通勤や買い物などいろいろな場所への移動，家事や庭仕事，余暇時間の運動やレジャーなどのすべての身体的な活動を含んでいる。

運動強度を，主観的に測定している。強い身体活動とは，身体的にきついと感じるような，かなり呼吸が乱れるような活動を意味している。中等度の身体活動とは，身体的にやや負荷がかかり，少し息がはずむような活動を意味している。このような聞き取り方をしている点が従来の質問紙法と異なっている。

5-2　健康関連の身体活動測定用質問紙

A Collection of Physical Activity Questionnaires for Health-Related Research は，これまで研究や臨床活動に用いられてきた質問紙の種別を次に示す 3 種類に分類している。英文のタイトルのまま示すので，これまで示してきたものも含めて，たくさんの方法があることを知っておこう。

Section I. Physical Activity Questionnaires used in the General Population
- Aerobics Center Longitudinal Study Questionnaire
- Baecke Questionnaire of Habitual Physical Activity
- Bouchard Three-Day Physical Activity Record
- CARDIA Physical Activity History
- Framingham Physical Activity Index
- Godin Leisure-Time Exercise Questionnaire
- Health Insurance Plan of New York Activity Questionnaire
- Historical Leisure Activity Questionnaire
- The Physical Activity Questionnaires of the Kuopio Ischemic Heart Disease Study（KIHD）
  -KIHD Seven-Day Physical Activity Recall
  -KIHD 12・month Leisure-Time Physical Activity E 五 story
  -KIHD 24・Hour Total Physical Activity Record
  -KIHD Occupational Physical Activity Interview
- Lipid Research Clinics Questionnaire
- Minnesota Leisure-Time Physical Activity Questionnaire
- Modifiable Activity Questionnaire
- Modifiable Activity Questionnaire for Adolescents
- Paffenbarger Physical Activity Questionnaire
- Seven-Day Physical Activity Recall
- Stanford Usual Activity Questionnaire

Section II. Physical Activity Questionnaires for Older Adults
- Modified Baecke Questionnaire for Older Adults
- Physical Activity Scale for the Elderly
- YALE Physical Activity Survey
- Zutphen Physical Activity Questionnaire

Section III. Physical Activity Questionnaires Used in Major Population-Based Surveys
- Behavioral Risk Factor Surveillance System
- Canada Fitness Survey
- MONICA Optional Study of Physical Activity
- National Children and Youth Fitness Study I and II

・National Health Interview Survey
・National Health and Nutrition Examination Survey I, II, and III
・Youth Risk Behavior Survey

　聞き取りによるアンケート法を用いる方法は，すでに過去の身体活動について，記憶を利用することで，おおよその推定ができる点にある。対象者の身体活動歴を把握することが，思い出し法でできる事を覚えておきたい。

引用文献

1) Reaven GM. Role of insulin resistance in humandisease. *Diabetes* 1988; 37: 1595-1607.

2) Ohkawara K, Tanaka S, Miyachi M, Ishikawa-Takata K, Tabata I. Adose-response relation between aerobic exercise and visceral fat reduction: systematic review of clinical trials. Int JObes (Lond). 2007 Dec; 31 (12): 1786-97.

3) Claude Bouchard, Steven N. Blair, William Haskell. Physical Activity and Health 2nd Edition. Human, *Kinetics*, 2012; 215-228.

4) 佐藤祐造.『糖尿病運動療法についての基礎知識. 糖尿病運動療法指導の手びき（第2版）』，南江堂，（2004）pp. 2-48.

5) Grøntved A, Rimm EB, Willett WC, *et al*. Prospective Study of Weight Training and Risk of Type2 Diabetes Mellitusin Men. Arch Intern Med. 2012; 172 (17): 1306-1312.

6) 日本動脈硬化学会. 動脈硬化性疾患予防ガイドライン2007年版.

7) Kodama, S., Tanaka, S., Shu, M., *et al*. Effect of aerobic exercise training on serum level so fhigh-density lipoprotein cholesterol: ameta-analysis. *Am J. Med., 2007*; 167: 999-1008.

8) Sattelmair J, Pertman J, Ding EL, Kohl HW 3rd, Haskell W, Lee IM. Circulation. Dose response between physical activity and risk of coronary heart disease: ameta-analysis., 2011, Aug16; 124 (7): 789-95.

9) Diep L, Kwagyan J, Kurantsin-Mills J, Weir R, Jayam-Trouth A. Association of physical activity level and stroke outcomes in men and women: ameta-analysis. *J Womens Health* (Larchmt). 2010 Oct; 19 (10): 1815-22.

10) Inoue M, Yamamoto S, Kurahashi N, Iwasaki M, Sasazuki S, Tsugane S. Daily total physical activity level and total cancer risk in men and women: results from a largescale population-based cohort study in Japan. Japan Public Health Center-based Prospective Study Group. *Am J. Epidemiol.* 2008 Aug 15; 168 (4): 391-403.

11) 糖尿病治療ガイド2010，日本糖尿病学会，pp. 42-44.

12) 高血圧治療ガイドライン2009，日本高血圧学会，P34，動脈硬化性疾患予

防のための脂質異常症治療ガイド 2008.

参考文献

1) WHO. Global Recommendations on Physical Activity for Health. 2010 http://whqlibdoc.who.int/publications/2010/9789241599979_eng.pdf. 2.

2) Ikeda, N., M. Inoue, H. Iso, S. Ikeda, T. Satoh, M. Noda, T. Mizoue, H. Imano, E. Saito, K. Katanoda, T. Sobue, S. Tsugane, M. Naghavi, M. Ezzati & K. Shibuya. 2012. Adult mortality attribute able to preventable risk factors for non-communicable diseases and injuries in Japan: acomparative risk assessment. PLo. S. Med., 9: e1001160.

3) Sofi, F., D. Valecchi, D. Bacci, R. Abbate, G.F. Gensini, A. Casini & C. Macchi. 2011. Physical activity and risk of cognitive decline: a metaanalysis of prospective studies. *J. Intern Med.*, 269: 107-117.

4) 厚生労働省, 健康日本 21 評価作業チーム.「健康日本 21」最終評価. 2011. http://www.mhlw.go.jp/stf/houdou/2r9852000001r5gc-att/2r9852000001r5np.pdf.

5) 厚生労働省, 2000. 21 世紀における国民健康づくり運動（健康日本 21）の推進について.

6) 厚生労働省, 2006. 健康づくりのための運動基準 2006.

7) 厚生労働省, 運動指針小委員会. 健康づくりのための運動指針 2006-エクササイズガイド 2006-2006 http://www.mhlw.go.jp/bunya/kenkou/undou01/pdf/data.pdf.

8) 厚生労働省次期国民健康づくり運動プラン策定専門委員会. 次期国民健康づくり運動プラン報告書. 2012 http://www.mhlw.go.jp/stf/shingi/2r98520000028709-att/2r9852000002874 3dp.pdf

9) Greenland, S. & M.P. Longnecker. 1992. Methods for trend estimation from summarized dose-response data, with applications to meta-analysis. *Am. J. Epidemiol.*, 135: 1301-1309. 10. Hamling, J., P

10) Lee, R. Weitkunat & M. Ambuhl. 2008. Facilitating meta-analyses by deriving relative effect and precision estimates for alternative comparisons from aset of estimates presented by exposure level or disease category. Stat. Med., 27: 954-970. 11.

11) 田中茂穂. 2006. 生活習慣病予防のための身体活動・運動量（特集新しい健康づくりのための運動基準・指針）体育の科学, 56：601-607. 12.

6

健康のために必要な身体活動量
―子ども，青年，中年，高齢者―

身体活動の量や質，継続時間や過去の記録に基づく測定方法から得られたデータを駆使することで，健康づくりに役立てる身体活動処方を考えることができる。健康状態との関連性において，理想的な身体活動の在り方を追求することは，ヘルスサイエンスの実践的課題となる。様々な集団の平均を目安とした，身体的または精神的健康状態が良好な範囲にとどまる身体活動量を必要運動所要量と言うことがある。栄養状態においては必要栄養所要量と言われるものであり，エネルギー消費量と摂取量の適切なバランスが健康状態の維持に役立つことは言うまでもない。ここでは，日本および諸外国における身体活動量の基準とともに，人間の一生涯における必要な身体活動量について，知っておこう。

6-1　身体活動量の基準（2013年　健康日本21（2次））

2008年4月から，国の新しい健康増進政策として，40歳以上の被保険者・被扶養者全員の健康診断および保健指導が義務化された。メタボリックシンドローム該当者および予備軍は，約2000万人と推定されており[*1]，厚生労働省が生活習慣病予防の運動施策として作成した「エクササイズガイド2006」[*2]を活用した，より効率的な保健指導ツールが求められている。

国立健康・栄養研究所に所属する，健康増進プログラム・田中茂穂エネルギー代謝プロジェクトリーダーにより通常歩行に加え，ゆっくりした歩行や速歩，ジョギングなど，また掃除，洗濯などのさまざまな生活活動を識別し，それぞれの活動量を正確に推定するアルゴリズムが開発された。このアルゴリズムによって生活の中で出現する身体活動の総和の影響を考察する研究者が増えたと思われる。

（1）2013年の身体活動基準のあらまし

運動基準・運動指針の改定に関する検討会は，平成25年3月に新たな提言を示した。

---

*1 「エクササイズガイド2006」では，生活習慣病予防に効果のある身体活動量の目標を「週23エクササイズ以上の活発な身体活動（3メッツ以上の運動・生活活動）を行い，そのうち4エクササイズ以上の活発な運動を行うこと」としていた。

*2 「エクササイズガイド2006」では，ウォーキングなどの運動に加え家事などの生活活動も含めたさまざまな身体活動量の基準値を設定し，個々人の体力等を踏まえた目標設定方法や運動内容などを具体的に示している。特に，家事などの生活活動によるエネルギー消費量は，基礎代謝量や運動によるエネルギー消費に比べ推定が難しい上に個人差が大きいこと*3，また，今回の健診義務化では今まで健康診断を受ける機会が少なかった主婦も対象となるため，生活活動の状況を知り，保健指導に生かすことが重要になると考えられる。しかし，従来の加速度計では，歩行以外の生活活動量が正確に測定できなかった。

注：一般的に，人の1日のエネルギー消費活動の内訳は，基礎代謝が60%，食事によるエネルギー消費10%，運動が0～10%，運動以外の身体活動が30%となっている。そのうち運動以外の身体活動によるエネルギー消費量はもっとも個人差が大きく，±200～300kcalになる。（数値は，標準的な体格の日本人（スポーツ選手は除く）における，おおよその推定値。田中茂穂（2006）体力科学より）。

6　健康のために必要な身体活動量─子ども，青年，中年，高齢者─

(2) 2013年の身体活動基準設定の経緯

　身体活動・運動分野における国民の健康づくりのための取組について
は，「健康づくりのための運動所要量」（平成元年）と「健康づくりのた
めの運動指針」（平成5年）の策定を経て，平成18年に「健康づくりの
ための運動基準2006〜身体活動・運動・体力〜報告書」（以下「旧基準」
という）および「健康づくりのための運動指針2006〜生活習慣病予防の
ために〜〈エクササイズガイド2006〉」（以下「旧指針」という）が策定
されて現在に至る。

　厚生労働省では，健康日本21（平成12〜24年度）に係る取組の一環
として，旧基準および旧指針を活用して身体活動・運動に関する普及啓
発などに取り組んできた。

　旧基準などの策定から6年以上経過し，身体活動・運動に関する新た
な科学的知見が蓄積されてきた。また，日本人の歩数の減少などが指摘
されており，身体活動・運動の重要性について普及啓発を一層推進する
必要がある。

　こうした状況を踏まえ，平成25年度からの健康日本21（第二次）を
推進する取組の一環として，厚生労働省健康局長のもと，会議を開催す
ることとなった。なお，本検討会での議論は，平成22〜24年度厚生労働
科学研究「健康づくりのための運動基準・運動指針改定ならびに普及・
啓発に関する研究」（研究代表者：宮地元彦）におけるこれまでの研究
成果が基盤となっている。

(3) 2013年の身体活動基準

　健康日本21（第二次）においては，ライフステージに応じた健康づく
りを推進し，生活習慣病の重症化予防にも重点を置いた対策を行うこと
としている。これを踏まえ，この新基準では，子どもから高齢者までの
基準設定を検討し，生活習慣病患者やその予備群および生活機能低下者
（以下「生活習慣病患者等」という。）における身体活動の在り方につい
ても言及している。また，旧基準を国民向けに解説した「健康づくりの
ための運動指針2006（エクササイズガイド2006）」（以下「旧指針」とい
う）の認知度を十分に高めることができなかったとの反省から，今般の
改定では，利用者の視点に立って旧基準を見直し，普及啓発を強化する
ことを重視した。さらに，運動のみならず，生活活動も含めた「身体活
動」全体に着目することの重要性が国内外で高まっていることを踏ま
え，新基準の名称を「運動基準」から「身体活動基準」に変更された。

6-2 身体活動に関する国際的な動向

　健康課題としての身体活動（生活活動・運動）については，国内外で活発に研究が行われており，その成果が国際的な枠組みや各国の施策に活用されている。特に近年，身体活動不足が世界的に問題視されていることに注目する必要がある。国際的な動向としては次の3点が重要である。

(1) WHO 健康のための身体活動に関する国際勧告

　WHO は，高血圧（13%），喫煙（9%），高血糖（6%）に次いで，身体活動不足（6%）を全世界の死亡に対する危険因子の第4位として位置づけており，2010年にその対策として「健康のための身体活動に関する国際勧告（Global recommendations on physical activity for health）」を発表した。この中で，5〜17歳，18〜64歳，65歳以上の各年齢群に対し，有酸素性の身体活動の時間と強度に関する指針および筋骨格系の機能低下を防止するための運動の行うべき頻度などが示されている。

(2) 身体活動のトロント憲章

　2010（平成22）年5月に開催された第3回国際身体活動公衆衛生会議（The 3rd International Congress of Physical Activity and Public Health）では，「身体活動のトロント憲章2010（Toronto Charter for Physical Activity 2010）」として9つの指針と4つの行動領域が採択された。この指針では，科学的根拠に基づいた戦略を用い，身体活動への取組を巡る様々な格差を是正する分野横断的な取組が重要であること，身体活動の環境的・社会的な決定要因の改善に取り組む必要があること，子どもから高齢者までの生涯を通じたアプローチが求められることなどが示されている。一方，行動領域では，国としての政策や行動計画の策定・実行，身体活動に重点を置く方向でサービスや財源を見直すことなどが挙げられている。

(3) The Lancet 身体活動特集号

　平成24年7月，国際的な医学誌である The Lancet において身体活動特集号が発表された。この中では，世界の全死亡数の9.4%は身体活動不足が原因で，その影響の大きさは肥満や喫煙に匹敵しており，世界的に「大流行している（pandemic な状態）」との認識が示された。こうした現状を踏まえ，身体活動不足への対策を世界的に推進する必要がある

と提言されている。

（4）身体活動の目標・目標数値

身体活動（生活活動・運動）に関する目標・目標数値としては

1　日常生活における歩数の増加（1,200～1,500歩の増加）
2　運動習慣者の割合の増加（約10％増加）
3　住民が運動しやすいまちづくり・環境整備に取り組む自治体数の増加（47都道府県とする）

の3点である。

　また，身体活動に関連する目標項目としては，「ロコモティブシンドローム（運動器症候群）を認知している国民の割合の増加（80％）」が挙げられる。ロコモティブシンドロームの予防の重要性が認知されれば，運動習慣の定着や食生活の改善などによる個々人の行動変容が期待でき，国民全体として運動器の健康が保たれ，介護が必要となる国民の割合が減少すると考えられることから，また，個人の生活習慣の改善と社会環境の改善の，両方のアプローチが必要であることを踏まえ，こうした目標が設定された。この他にも，足腰に痛みのある高齢者の割合を約1割減らすことなどを目標としている。

　国民の健康増進の総合的な推進を図るための基本的な方針（平成24年7月10日　厚生労働省告示第430号）を示し，これらの目標を達成することを通じて健康寿命の延伸に寄与することが期待されている＊。

＊http://www.mhlw.go.jp/bunya/kenkou/dl/kenkounippon21_01.pdf
個人の健康づくりのための身体活動基準

6-3　ライフステージ毎の身体活動量の基準

（1）18～64歳の身体活動量（日常生活で体を動かす量）の基準値

18～64歳の身体活動（生活活動・運動）の基準
強度が3メッツ以上の身体活動を23メッツ・時/週20行う。

　具体的には，歩行またはそれと同等以上の強度の身体活動を毎日60分行う。

（2）科学的根拠

　システマティックレビューで採択された33論文について，3メッツ以上の身体活動量と生活習慣病等，および生活機能低下のリスク低減との関係をメタ解析した結果によると，少なくとも6.6メッツ・時／週の身体活動量があれば，最も身体活動量が少ない群と比較して，リスクは

*1 20 メッツ・時とは，運動強度の指数であるメッツに運動時間（hr）を乗じたものである。メッツ（metabolic equivalent：MET）とは，身体活動におけるエネルギー消費量を座位安静時代謝量（酸素摂取量で約 3.5 mL/kg/分に相当）で除したものである。酸素 1.0 リットルの消費を約 5.0 kcal のエネルギー消費と換算すると，1.0 メッツ・時は体重 70 kg の場合は 70 kcal，60 kg の場合は 60 kcal となる。このように標準的な体格の場合，1.0 メッツ・時は体重とほぼ同じエネルギー消費量となるため，メッツ・時が身体活動量を定量化する場合によく用いられる。旧基準および旧指針では，kcal で表したエネルギー消費量を算出するために，メッツ・時と体重（kg）と 1.05 の係数の積を用いていたが，アメリカスポーツ医学会を中心に，近年では計算の煩雑さをなくすために 1.05 の係数を用いないで算出して良いとされている。

*2 量反応関係とは，要因のレベルに応じて疾患リスクが一方向性に増加または減少することである。

14％低かった。日本人を対象とした 3 論文に限定してメタ解析を行ったところ，日本人の身体活動量の平均はおおむね 15～20 メッツ・時／週であるが，この身体活動量では生活習慣病等および生活機能低下のリスク低減の効果を統計学的に確認できなかった。一方，身体活動量が 22.5 メッツ・時／週より多い者では，生活習慣病等および生活機能低下のリスクが有意に低かった*1。

(3) 基準設定の考え方

国内外の文献を含めたメタ解析の結果は，身体活動量の基準は 6.6 メッツ・時／週以上であればよいことを示唆しているが，日本人を対象とした論文に限った結果では，生活習慣病等および生活機能低下のリスクの低減効果が示されるのは 22.5 メッツ・時／週より多い者であったため，この範囲で基準を設定することが適切と判断した。

旧基準では，国外の 7 論文のメタ解析結果から得られた基準値としては 23 メッツ・時／週を設定していた。今回のメタ解析の結果は，従来の 23 メッツ・時／週の値が最新の科学的知見，特に日本人を対象とした知見に照らしてもなお有効であることを示唆していると言える。平成 18 年以降，23 メッツ・時／週という値が一定程度定着していると考えられることも踏まえ，引き続き 23 メッツ・時／週という基準を採用した。なお，国際的には，3～6 メッツの身体活動を週に 150 分行うことが推奨されている。これは 7.5～15 メッツ・時／週に相当し，上記の科学的根拠ともほぼ合致する。それにも関わらず，この新基準で 6.6 メッツ・時／週を直ちに採用せず，日本人を対象とした文献に限定して基準値を設定した理由は，前述のとおり日本人の身体活動量の平均値がこれを既に上回っており，量反応関係*2 においては，身体活動量が増えるほど，生活習慣病発症や死亡リスクがより減っていく傾向が認められたことにある。

20～64 歳の 1 日における歩数の平均値を男性 9,000 歩，女性 8,500 歩とすることを目指している。3 メッツ以上の強度の身体活動としての 23 メッツ・時／週は約 6,000 歩に相当し，3 メッツ未満の（低強度で意識されない）日常的な身体活動量に相当する 2,000～4,000 歩を加えると，8,000～10,000 歩となることが明確であるためであるとされる。したがってこの基準は，健康日本 21（第二次）の目標とも整合がとれたものとなっている。

6　健康のために必要な身体活動量——子ども, 青年, 中年, 高齢者——

【参　考】
「3メッツ以上の身体活動（歩行またはそれと同等以上の動き）」の例
を示す。
〈生活活動〉
　・普通歩行（3.0メッツ）
　・犬の散歩をする（3.0メッツ）
　・そうじをする（3.3メッツ）
　・自転車に乗る（3.5〜6.8メッツ）
　・速歩きをする（4.3〜5.0メッツ）
　・子どもと活発に遊ぶ（5.8メッツ）
　・農作業をする（7.8メッツ）
　・階段を速く上る（8.8メッツ）

6-4　運動量の基準（スポーツや体力づくり運動で体を動かす量の考え方）

（1）18〜64歳の身体活動量（スポーツや体力づくり運動で体を動かす量）の基準値

> 18〜64歳の運動の基準
> 強度が3メッツ以上の運動を4メッツ・時/週行う。
> 具体的には，息が弾み汗をかく程度の運動を毎週60分行う。

（2）科学的根拠

　システマティックレビューで採択された35論文について，運動量と
生活習慣病等および生活機能低下のリスク低減との関係をメタ解析した
結果によると，少なくとも2.9メッツ・時／週の運動量があれば，ほぼ
運動習慣のない集団と比較して，リスクは12%低かった。

（3）基準設定の考え方

　国内外の文献を含めたメタ解析の結果は，運動量の基準は2.9メッ
ツ・時／週以上であれば，生活習慣病等や生活機能低下のリスクを低減
できることを示しており，この範囲で基準を設定することが適切と判断
した。

35

旧基準における運動の基準値は4メッツ・時／週であった。

今回のメタ解析の結果は，従来の基準値が最新の科学的知見に照らしてもなお有効であることを示していると言える。2006（平成18）年以降，4メッツ・時／週という値が一定程度定着していることも踏まえ，引き続き4メッツ・時／週という基準を採用した。

【参　考】
「3メッツ以上の運動（息が弾み汗をかく程度の運動)」の例を示す。
・ボウリング，社交ダンス（3.0メッツ）
・自体重を使った軽い筋力トレーニング（3.5メッツ）
・ゴルフ（3.5～4.3メッツ）
・ラジオ体操第一（4.0メッツ）
・卓球（4.0メッツ）
・ウォーキング（4.3メッツ）
・野球（5.0メッツ）
・ゆっくりとした平泳ぎ（5.3メッツ）
・バドミントン（5.5メッツ）
・バーベルやマシーンを使った強い筋力トレーニング（6.0メッツ）
・ゆっくりとしたジョギング（6.0メッツ）
・ハイキング（6.5メッツ）
・サッカー，スキー，スケート（7.0メッツ）
・テニスのシングルス（7.3メッツ）

6-5　体力（うち全身持久力）の基準

(1) 性・年代別の全身持久力の基準

　表6-1に示す強度の運動を約3分以上継続できた場合，基準を満たすと評価できる。

6　健康のために必要な身体活動量—子ども, 青年, 中年, 高齢者—

表6-1　性・年代別　全身持久力の基準

年齢（歳）		
18〜39	男性	11.0メッツ（39 mL/kg/分）
40〜59	男性	10.0メッツ（35 mL/kg/分）
60〜69	男性	9.0メッツ（32 mL/kg/分）
18〜39	女性	9.5メッツ（33 mL/kg/分）
40〜59	女性	8.5メッツ（30 mL/kg/分）
60〜69	女性	7.5メッツ（26 mL/kg/分）

表中の（　）内は最大酸素摂取量を示す。

*メッツとは, 呼気に含まれる酸素ガス法を用いて運動強度を表す方法によって, 安静時の強度を1としてその倍数で当該身体活動強度を表すものである。3.5 mL/kg/分で除した値の単位がメッツである。

（2）科学的根拠

システマティックレビューで採択された44論文について, 全身持久力と生活習慣病等および生活機能低下のリスク低減との関係をメタ解析などで分析した結果, 日本人の性・年代別の平均以上の全身持久力を有する群は, 最も全身持久力が乏しい群よりも生活習慣病等のリスクが約40%低かった。

（3）基準設定の考え方

生活習慣病等および生活機能低下のリスクの低減効果を高めるためには, 身体活動量を増やすだけでなく, 適切な運動習慣の確立などを通して体力を向上させるような取組が必要である。体力の指標のうち, 生活習慣病等の発症リスクの低減に寄与する可能性について十分な科学的根拠が示された指標は現時点で全身持久力のみである。

旧基準では, 全身持久力の基準値を最大酸素摂取量（mL/kg/分）で提示していた。この新基準では, 身体活動の強度との関係が理解しやすいよう, 強度の指標である全身持久力とは, 「できる限り長時間, 一定の強度の身体活動・運動を維持できる能力である」と定義した。一般的には粘り強く, 疲労に抵抗してからだを動かし続ける能力を意味する。

3分程度継続し疲労困ぱいに至るような運動中に最大酸素摂取量が観察されることが多く, その際の運動強度は全身持久力の指標となる。なお, これらの数字はあくまでも測定上の指標であり, 望ましい運動量の目標値ではない点に注意する必要がある。

8メッツでも全身持久力の基準を表示することとされる。なお, mL/kg/分で表示される最大酸素摂取量の値が安静時酸素摂取量である。なお, 旧基準では, 20歳代から70歳代までの10歳毎の最大酸素摂取量基準値を示していたが, 新基準では, 参考となる文献数が不十分な年齢層があったため, 基準値を示すのは10歳毎とはしなかった。

【参　考】

全身持久力に関する基準値の活用方法

○体力のアセスメント

10.0 メッツの強度の運動，例えばランニングなら 167 m/分
（10 km/時）の速度で 3 分間以上継続できるのであれば，「少なくとも
40〜59 歳男性の基準値に相当する 10.0 メッツの全身持久力がある」と
言える。

○至適なトレーニング強度の設定

基準値の 50〜75％の強度の運動を習慣的に（1 回 30 分以上，週 2 日
以上）行うことで，安全かつ効果的に基準の全身持久力を達成・維持す
ることができる。

例えば，50 歳の男性の場合，至適な強度の目安として 5 メッツ（＝
10.0 メッツの 50％）を推奨することができる

(4) 65 歳以上の身体活動（生活活動・運動）の基準

強度を問わず，身体活動を 10 メッツ・時/週，行う。

具体的には，横になったままや座ったままにならなければどんな動き
でもよいので，身体活動を毎日 40 分行う。

【科学的根拠】

65 歳以上を対象とし，システマティックレビューで採択された 4 論
文について，3 メッツ未満も含めた身体活動量と生活習慣病等および生
活機能低下のリスクの低減との関係をメタ解析した結果によると，身体
活動が 10 メッツ・時／週の群では，最も身体活動量の少ない群と比較
して，リスクが 21％低かった。

【基準設定の考え方】

旧基準では，70 歳以上の高齢者の基準は示していなかった。しかし，
健康日本 21（第二次）で「ライフステージに応じた」健康づくりを重視
し，高齢者の健康に関する目標設定を行っていることなどを踏まえ，新
基準では高齢者に関する身体活動では強度を問わず，身体活動を 10 メ
ッツ・時/週行うこととしている。

6 健康のために必要な身体活動量─子ども, 青年, 中年, 高齢者─

(5) 幼児期運動指針について

毎日 60 分以上楽しく体を動かすこと

　文部科学省は平成 24 年 3 月に「幼児期運動指針」を策定し,「毎日 60 分以上楽しく体を動かすことが望ましい」としている。これは, 3~6 歳の小学校就学前のこどもを対象にし, 運動習慣の基盤づくりを通して, 幼児期に必要な多様な動きの獲得や体力・運動能力の基礎を培うとともに, 様々な活動への意欲や社会性, 創造性などを育むことを目指すものである。楽しくのびのびと体を動かす遊びを中心とすること, また, 散歩や手伝いなど生活の中での様々な動きを含めること, 身体活動の合計を毎日 60 分以上にすることが推奨されている。

(6) 学校体育における取組について

　小学校, 中学校, 高等学校などの体育科・保健体育科については, 平成 20 年 1 月の中央教育審議会答申で学習指導要領の改善が提言された。具体的には,「運動をするこどもとそうでないこどもの二極化」が認められること,「こどもの体力の低下傾向が依然深刻」であることなどの課題を踏まえ,「生涯にわたって健康を保持・増進し, 豊かなスポーツライフを実現することを重視し改善を図る」ことが改善の基本方針として示された。この提言に基づく見直しの結果, 小学校から高等学校にかけての発達の段階を踏まえた指導内容に体系化されている

　特に, 体力向上については, 年間の体育の授業を通じて「体つくり運動」に取り組むことと, 様々な運動を体験して次第に自身の好みに応じたスポーツを選択していくという展開を組み合わせることが重視されており, 成人期の身体活動（生活活動・運動）の推進の方向性と合致したものであると考えられる。

　○なお, 小児期については, 少年野球の投手などで肘関節痛の発症が有意に高くなることが報告されているなど, オーバーユース症候群*にも注意を要する。

＊オーバーユース症候群とは, 使い過ぎを原因としたスポーツ傷害のことである。あるスポーツに専門特化して, 毎日ハードな練習で身体を酷使することにより生じる。

6-6 すべての世代に共通する方向性

身体活動量の方向性

全年齢層における身体活動（生活活動・運動）の考え方
現在の身体活動量を，少しでも増やす。例えば，今より毎日10分ずつ
長く歩くようにする。

【科学的根拠】

　システマティックレビューで採択された26論文について，身体活動
量と生活習慣病等および生活機能低下のリスクとの量反応関係をメタ解
析した結果によると，身体活動量が1メッツ・時／週増加するごとに，
リスクが0.8%減少することが示唆された。これは，1日の身体活動量
の2〜3分の増加によって0.8%，5分で1.6%，10分で3.2%のリスク
低減が期待できると解釈できる。

【考え方】

　身体活動量には個人差が大きい。特に，現在の身体活動量が少ない人
に対して，直ちに身体活動量23メッツ・時／週という基準を達成する
ことを求めるのは現実的ではなく，身体活動に対する消極性を強めてし
まう可能性もある。また，システマティックレビューの結果は，すでに
身体活動量が基準を超えている場合であっても，さらに身体活動量を増
加させることが望ましいことを意味している。

　そこで，新基準では，科学的根拠に基づく量反応関係を基準として明
示することにより，個人差に配慮した考え方を示すこととした。さらに，
身体活動（生活活動・運動）の中でも歩数は，多くの国民にとって日常
的に測定・評価できる身体活動量の客観的指標であること，また，歩数
の増加を健康日本21（第二次）の目標項目として設定していることなど
を踏まえ，新基準では「例えば，今より毎日10分ずつ長く歩くようにす
る」と表現した。こうした考え方は，健康日本21（第二次）が目指す
「日常生活における歩数の増加」と方向性を同じくするものである。

　なお，身体活動の最短持続時間や実践頻度については，例えば「1回
の身体活動で20分以上継続しなければ効果がない」といった指摘があ
るが，これには科学的根拠が乏しい。ごく短い時間の積み重ねでよいの
で，個々人のライフスタイルに合わせて毎日身体活動に取り組むことが

望ましい。

　身体活動の量や質，継続時間や過去の記録に基づく測定方法から得られたデータを駆使することで，健康づくりに役立てる身体活動処方が可能となる．さらに，これらの集団の値を参考にするとともに，個別性も考慮して個々人の状況に応じた身体活動処方を行う．

文　　献

1）Ainsworth BE, Haskell WL, Herrmann D, Meckes N, Bassett DR Jr, Tudor-Locke C, Greer JL, Vezina J, Whitt-Glove rMC, Leon AS（2011）: 2011 Compendium of Physical Activities: a second update of codes and MET values. *Med. Sci. Sports Exerc.*, 43, 1575-1581.

2）Blair SN, Kohl HW 3rd, Paffenbarger RS Jr, Clark DG, Cooper KH, Gibbons LW（1989）: Physical fitness and all causemortality. A prospective study of healthy men and women. *JAMA*, 262, 2395-2401.

3）Fraser SD, Lock K（2010）: Cycling for transport and public health: a systematic review of the effect of the environment on cycling. *Eur. J. Public Health*, 8, 1-6.

4）藤井聡，谷口綾子，『モビリティ・マネジメント入門―人と社会を中心に据えた新しい交通戦略』．学芸出版社（2008），22-90.

5）Ganpule AA, Tanaka S, Ishikawa-Takata K, Tabata I（2007）: Inter individual variability in sleeping metabolicrate in Japanese subjects. *Eur. J. Clin. Nutr.*, 61, 1256-1261.

6）Heath GW, Brownson RC, Kruger J, Miles R, Powell KE, Ramsey LT（2006）: The effectiveness of urban design and landuse and transport policies and practicesto increase physical activity: asystematic review. J. Phys. Act. Health, 3, S55-S76.

7）Inoue S, Ishii K, Katsumura T, Murase N, Odagiri Y, Ohya Y, Sallis JF, Shimomitsu T, Takamiya T（2009）: Association of physical activity and neighborhood environment among Japanese adults. Prev Med, 48, 321-325.

8）井上茂，大谷由美子，小田切優子，高宮朋子，石井香織，李廷秀，下光輝一（2009）：近隣歩行環境簡易質問紙日本語版（ANEWS日本語版）の信頼性．体力科学，58，453-461.

9）IPAQ（International physical activity questionnaire）. http://www.ipaq.ki.s（Accessed November 2012）.

10）石井香織，柴田愛，岡浩一朗，井上茂，下光輝一，日本人成人における活動的な通勤手段に関連する環境要因．体力科学，（2010），59，215-224.（110）

11）金本良嗣，徳岡一幸：日本の都市圏設定基準．CSISD is cussion Paper, （2001）37, 1-16.

12) Koebnick C, Wagner K, Thielecke F, Moeseneder J, Hoehne A, Franke A, Meyer H, Garcia AL, Trippo U, Zunft HJ (2005): Validation of asimplified physical activity record by doubly labeled water technique. *Int. J. Obes*, 29, 302-309.

13) 国土庁：全国総合開発計画「21 世紀の国土のグランドデザイン」(平成 10 年 3 月).

14) 厚生労働省：健康づくりのための運動指針 2006. 運動所要量・運動指針の策定検討会 (2006).

15) 厚生労働省, 平成 18 年国民生活基礎調査の概況 (2006).

16) Levine JA, Miller JM: The energy expenditure of usinga "walk-and-work" desk for office workers with obesity. *Br. J. Sports Med*, 41, 558-561 (2007).

17) 室町泰徳：通勤者の交通手段選択と健康. 国際交通安全学会誌, 33, 35-41 (2008).

18) Namba H, Yamaguchi Y, Yamada Y, Tokushima S, Hatamoto Y, Sagayama H, Kimura M, Higaki Y, Tanaka H: Validation of web-based physical activity measurement systemsus in gdoubly labeled water. *J. Med. Internet Res*, 14, (2012) e123.

19) 難波秀行, 山口幸生, 武田典子：クルマ依存脱却に向けた公共交通・自転車利用の阻害要因—地方中核都市の住民を対象として—. 厚生の指標, 58, (2011) 13-20.

20) National Center for Health Statistics: Healthy people 2000 finalr eview, Public Health Service. Hyatt sville Maryland (2001).

21) Neilson H, Robson P, Friedenreich C, Csizmadi I: Estimating activity energy expenditure: how validare physical activity questionnaires? *Am. J. Clin. Nutr*, 87, (2008) 279-291.

22) NHK 放送文化研究所：2010 年国民生活時間調査報告書 (平成 23 年 2 月).

23) 小川正行：首都圏と地方都市のサラリーマンの運動量の差とその健康影響. 体育の科学, 53, 732-738 (2003).

24) Paffenbarger RS Jr, Hyde RT, Wing AL, Hsieh CC: Physical activity, all-causemortality, and longevity of college alumni. *N. Engl. J. Med*, 314, 605-613 (1986).

25) Rhodes SD, Bowie DA, Hergenrather KC: Collecting behavioural data using the world wide web: considerations for researchers. *J. Epidemiol Community Health*, 57, 68-73 (2003).

26) Saelens BE, Handy S: Built environment correlates of walking: a review. *Med. Sci. Sports. Exerc.*, 40, S550-S56 (2008).

27) Sallis JF, Floyd MF, Rodríguez DA, Saelens BE: Role of built environments in physical activity, obesity, and cardio vascular disease. *Circulation*, 125, 729-737 (2012).

28) Sasakawa Sports Foundation: The 2010S SF national sports-life survey. Sasakawa Sports Foundation, (2010).

29) 総務省統計局：平成19年就業構造基本調査（2007）.

30) 総務省統計局：平成23年通信利用動向調査（2012）.

31) 為本浩至：肥満との戦い・社会システムの変革が必要. 肥満と糖尿病, 8, 921-923（2009）.

32) 田中茂穂：メッツと基礎代謝. 体育の科学, 59, 657-663（2009）.

33) Thompson WG, Levine JA: Productivity of transcription is tsusing at read mill desk. Work, 40, 473-477（2011）.

34) 戸辺一之, 根本成之, 門脇孝：インスリン抵抗性の分子機構. 日本臨牀, 63, 114-130（2005）.

35) Westerterp KR: Pattern and intensity of physical activity. Nature, 410, 539（2001）.

36) Woodcock J, Edwards P, Tonne C, Armstrong BG, Ashiru O, Banister D, Beevers S, Chalabi Z, Chowdhury Z, Cohen A, Franco OH, Haines A, Hickman R, Lindsay G, Mittal I, Mohan D, Tiwari G, Woodward A, Roberts I (2009): Public health benefits of strategies to reduce green house gas emissions: urban land transport. *Lancet*, 374, 1930-1943

生活習慣病と身体活動

　身体活動と対になる考え方が身体不活動（physical inactivity）である。生活習慣病として知られる高血圧，脂質異常症，糖尿病，肥満症などは，その予防や治療に適切な運動や身体活動が励行され，一方で，いかに身体不活動を防ぐかが合併症や重症化を防ぐものと期待されている。ここでは，健康状態から病的な状態にある人々における身体活動と運動の在り方を考えてみよう。

7-1　身体活動と生活習慣病

(1) 生活習慣病に対する身体活動の有益性

　不適切な食生活や身体活動不足などによって内臓脂肪が蓄積し，糖尿病，高血圧，脂質異常症などの複数の生活習慣病を合併すると，全身の血管の動脈硬化が徐々に進展し，重症化した結果として脳梗塞，心筋梗塞，透析を要する腎症などに至るリスクが高まることが指摘されている。

　身体活動量の増加や習慣的な有酸素性運動により，エネルギー消費量が増加し，内臓脂肪と皮下脂肪がエネルギー源として利用され，腹囲や体重が減少する。このような状態をメタボリックシンドロームといい，生活習慣病の発症予防・重症化予防の観点から，地域や職域における健診・保健指導を含めた保健事業において重視する必要がある。また，身体活動は，骨格筋のインスリン抵抗性を改善し，血糖値を低下させる。また，血管内皮機能，血流調節，動脈伸展性などを改善し，降圧効果が得られる。さらに，骨格筋のリポプロテインリパーゼ（LPL）活性が増大し，トリグリセリド（血中カイロミクロン，VLDLおよびそれらのレムナントに多く含まれる）の分解を促進することによって，HDLコレステロールが増加する。

　一方，肥満の有無を問わず，骨格筋量が減少することは，耐糖能異常や糖尿病に進展するリスクを高める。したがって，非肥満者についても，骨格筋を強化し筋量を増加させる筋力トレーニングによって，このリスクを低減できる可能性がある。

7　生活習慣病と身体活動

　その他，身体活動の増加によって，虚血性心疾患，脳梗塞，悪性新生物（乳がんや大腸がんなど）のリスクを低減できる可能性が示されており，これらの疾病予防のためには，適切な身体活動を継続することが望ましい。

　日本動脈硬化学会によると生活習慣病患者などの身体活動に伴う危険性，糖尿病，高血圧症，脂質異常症などに対する，身体活動（生活活動・運動）の効果は明確である一方，心臓疾患や脳卒中あるいは腎臓疾患などの重篤な合併症がある患者では，メリットよりも身体活動に伴うリスクが大きくなる可能性がある。具体的なリスクとしては，過度な血圧上昇，不整脈，低血糖，血糖コントロールの悪化，変形性関節症の悪化，眼底出血などに加え，心不全，大動脈解離，脳卒中などの生命に関わる心血管事故があげられる。したがって，生活習慣病患者などが積極的に身体活動を行う際には，より安全性に配慮した指導が必要であることを踏まえ，合併症の有無やその種類に応じた留意点を確認して，運動に伴う心血管事故を予防するために，かかりつけの医師などに相談することが望ましい。保健指導の現場における具体的な対応については，次項（3）を参照されたい。

(2) 生活習慣病患者等に推奨される身体活動量

　生活習慣病患者等において身体活動（生活活動・運動）が不足している場合には，強度が3～6メッツの運動を10メッツ・時／週行うことが望ましいとされている。
　具体的には，歩行またはそれと同等できついと感じない程度

　○日本糖尿病学会，日本高血圧学会，日本動脈硬化学会は，最新の治療ガイドラインにおいて，それぞれ糖尿病，高血圧症，脂質異常症の治療の1つとして運動療法を推奨している。それぞれの学会で表現は若干異なるが，おおむね1日30～60分の中強度の有酸素性運動を週3日以上実施することが各疾患の治療・改善に望ましいとしており，上記の記載はこれを踏まえたものである。なお，その際，運動の実施だけでなく，栄養・食生活の改善も合わせて行うことが重要である。また，安全に運動を実施するために，かかりつけの医師や保健指導の専門家と相談する。

45

(3) 保健指導の一環としての運動指導の可否を判断する際の留意事項

健診結果を踏まえてすぐに医療機関を受診する必要があると指摘された（すぐに受診を要するとされた）場合は，かかりつけの医師のもとで，食事や身体活動などに関す生活習慣の改善に取り組みつつ，必要に応じて薬物療法を受ける必要がある。ここでは，血糖・血圧・脂質のいずれかについて保健指導判定値以上である場合が該当する。

「日本糖尿病学会は糖尿病治療ガイド 2012-2013」で，心拍数（脈拍数）による運動強度判定の目安を記載している。具体的には，50歳未満の場合は1分間に100〜120拍，50歳以降の場合は1分間100拍以内に留めることとしている。

保健指導判定値以下であったがすぐには受診を要しないレベル（以下「保健指導レベル」という。）の対象者に対し，保健指導の一環として運動指導を行う際に保健指導実施者が留意すべき事項とその判断の手順が示されている。

【手順　1】

対象者が現在，定期的に医療機関を受診しているかどうかを確認する。受診している場合には，健診結果を持参し，身体活動（生活活動・運動）に際しての注意や望ましい強度などについて，かかりつけの医師に相談するよう促す。

【手順　2】

【手順1】で定期的に受診している医療機関がない場合，対象者に「身体活動のリスクに関するスクリーニングシート」をみるよう促し，身体活動に伴うリスクを確認する。対象者がこれらの項目に1項目でも該当した場合は，得られる効果よりも身体活動に伴うリスクが上回る可能性があることを伝え，積極的に身体活動に取り組む前に医療機関を受診するよう促す。

【手順　3】

【手順2】でスクリーニング項目のどの項目にも該当しない場合，対象者に「運動開始前のセルフチェックリスト」（p.80）について説明し，その内容を対象者が十分に理解したことを確認する。

7 生活習慣病と身体活動

【手順 4】

【手順3】で対象者が注意事項の内容を十分に理解したことを確認できれば，運動指導の実施を決定する。

(4) 保健指導の一環として運動指導を実施する際の留意事項

上記【手順3】を経て，実際に運動指導を開始する際には，運動指導単独ではなく，食事指導などと合わせて行う必要がある。特に肥満者の場合は，エネルギー調整に配慮し，p.81の考え方を踏まえた計画を立て，対象者と保健指導実施者が計画を共有した上で保健指導に取り組むことが望ましい。

(5) 身体活動に安全に取組むための留意事項

身体活動（生活活動・運動）は，その取組み方が適切でなかった場合，様々な傷害を発生したり疾病を発症したりする可能性がある。なかでも生活習慣病患者などが身体活動に取組む場合は，健康な人と比較して整形外科的傷害や心血管事故に遭遇するリスクが高いため，その予防に留意する必要がある。具体的には，リスクについて対象者に十分な説明を行い，情報を共有してセルフチェックによる体調自己管理の必要性を対象者が十分に理解した上で身体活動に取組むことができるようにすることが重要である。特に，非肥満の高血圧患者が脳卒中を発症する背景として過重労働が存在したことが指摘されており，対象者の生活上の背景も十分に考慮して対応する必要がある。

1) 服装や靴の選択

暑さや寒さは，熱中症に代表される身体活動に伴う事故の要因となるため，温度を調節しやすい服装が適している。また，動きにくい服装は，転倒しかけたときに回避しにくいため適切でない。また，膝痛や腰痛などを予防するためには，緩衝機能に優れ，身体活動に適した靴を履くことが望ましい。

2) 前後の準備・整理運動の実施方法の指導

身体活動の特性，傷害・事故の発生の特徴や対象者の特性を考慮して十分に計画された準備運動は，スポーツなどの運動による傷害（外傷と慢性的な運動器障害を含む）や心血管事故などの発生を予防する効果がある。

47

具体的には，つま先部分に十分余裕があり，窮屈でないもの，クッション性が高くて膝などへの負担が小さいもの，底は柔軟性があるものが望ましい。

　準備運動とは，ウォーミングアップとも呼ばれ，スポーツや体力づくりのための運動などの主運動を実施する前に，体温の上昇，関節可動域の増加，やる気を高めるなどの身体的・心理的準備を整えるために行われる比較的強度の低い運動を指す。具体的には，軽い体操，ストレッチング，ウォーキング・ジョギングなどのほか，キャッチボールや素振りなどの実際のスポーツで行う動作を軽く行う。

　全ての運動時間の10〜15％（1時間の運動の場合はそのうち10分程度）をかけて実施する。

【身体活動の量からエネルギー消費量への換算方法】

　① 身体活動の量〔メッツ・時〕に体重〔kg〕を乗じるとエネルギー消費量〔kcal〕に換算できる。例：72 kgの人がヨガ（2.5メッツ）を30分行った場合のエネルギー消費量は2.5メッツ×0.5時間×72 kg＝90 kcal

　② ただし，体重減少を目的とし，体脂肪燃焼に必要なエネルギー消費量を求めるには，安静時のエネルギー消費量を引いた値を算出する必要がある。前述の例であれば次のように計算することができる。

$$（2.5メッツ－1メッツ）×0.5時間×72 kg＝54 kcal$$

　また，整理運動は，疲労を軽減し，蓄積を防ぐ効果などがあることが明らかとなっている。

3）種類・種目や強度の選択

　身体活動（生活活動・運動）の内容は，血圧上昇が小さく，エネルギー消費量が大きく，かつ傷害や事故の危険性が低い有酸素性運動が望ましい。

　ただし，生活習慣病患者などに対して，保健指導の一環として身体活動への取組を支援する場合，3メッツ程度（散歩程度）で開始する。

　継続的に実施した結果，対象者本人が身体活動に慣れたとしても，安全性を重視して，支援の期間中は3メッツ以上6メッツ未満の強度を維

7　生活習慣病と身体活動

持することが望ましい。

　また，運動器の機能向上などを目的とする場合は，筋や骨により強い抵抗や刺激を与えるようなストレッチングや筋力トレーニングなどを組み合わせることが望ましい。

　強度の決定には，メッツ値だけでなく，対象者本人にとっての「きつさ」の感覚，すなわち自覚的運動強度（Borg 指数）また，Borg 指数は年代別の脈拍数で定量化できるので，脈拍数の簡便な測り方も有用である。生活習慣病患者などには，「楽である」または「ややきつい」と感じる程度の強さの身体活動が適切であり，「きつい」と感じるような身体活動は避けた方がよい。とともに対象者にあらかじめ解説しておくと有用である。ただし，年齢別の脈拍数には個人差があること，薬剤によって修飾を受ける可能性があることに留意する。

【強度の感じ方（Borg Scale）評価】

1 分間当たりの脈拍数の目安（拍／分）

きつい～かなりきつい*

60 歳代	120
50 歳代	125
40 歳代	130
30 歳代	135
20 歳代	135

*生活習慣病患者等である場合は，この強度の身体活動は避けた方が良い。

　生活習慣病患者などが高強度の筋力トレーニングなど，6 メッツ以上の有酸素性運動を行うことを自ら希望する場合には，健康スポーツ医などの医師のアドバイスに従う。

　整理運動とは，クーリングダウンとも呼ばれ，スポーツや体力づくりのための運動などの後，すぐに安静を保つのではなく，段階的に安静状態に回復させることを目的として，比較的強度の低い運動を実施することを指す。

　具体的には，軽い体操や，ストレッチングなどを疲労が蓄積した部位を中心に行う。

　全ての運動時間の 5～10％（1 時間の運動の場合はそのうち 5 分程度）をかけて実施する。

　自覚的運動強度とは，1962 年に Gunnar Borg（スウェーデンの心理

学者）により開発された，生体にかかる負担を対象者がどの程度の「き
つさ」として感じているかを測定する指標である。

　一般市民に対する脈拍測定方法の説明例を示す。「利き手の人差し
指・中指・薬指の3本の指で，利き手でない側の手首の内側にある動脈
（親指側で拍動が触れるところ）を10秒間図り，その数値を6倍すると
1分間の脈拍数となる。脈拍計などの様々な市販の機器を活用してもよ
い。」

4）正しいフォーム

　身体活動は正しいフォームで実践しないと，思わぬ傷害や事故を引き
起こす場合がある。指導者は，基本的なフォームを見せたり留意点を確
認させたりする実技を通して指導することが望ましい。

5）足腰に痛みなどがある場合の配慮

　平成22年国民生活基礎調査によると，「腰痛」と「手足の関節の痛み」
は65歳以上の高齢者では男女とも有訴者率の上位3位以内にある。

　肥満などによって，30歳〜50歳代からこうした自覚症状を有してい
ることも少なくない

　このような対象者については，水中歩行や自転車運動など，体重の負
荷が下肢にかかり過ぎない身体活動から取り組むことが望ましい。ま
た，身体活動によって実際に下肢や腰の痛みを感じた際の適切な対応
（速やかに患部を冷やすなど）についても習得した上で，身体活動に取
り組めるよう支援する。

　痛みのある部位やその周辺を中心にストレッチングや筋力トレーニン
グを行うことで，痛みが改善することが期待されるため，そうした情報
提供を含めて支援することが重要である。

6）身体活動中の体調管理

　保健指導実施者は，「運動開始前のセルフチェックリスト」（p. 79参
照）を活用して対象者自身が自らの体調を運動開始前に確認することを
あらかじめ指導し，対象者がその重要性を十分に理解したことを確認し
ておく必要がある。また，血糖・血圧・脂質が基準範囲内で保健指導レ
ベルでない者についても，「身体活動のリスクに関して「運動開始前の
セルフチェックリスト」などを各自で活用できるように支援しておくこ

とが望ましい。

身体活動の実施中は，「無理をしない，異常と感じたら運動を中止し，周囲に助けを求める」ことを対象者に徹底する。対象者の年齢に応じた脈拍数の目安）p.80参照）をあらかじめ説明しておき，身体活動の実施中に自ら脈拍数をチェックすることを習慣づけて安全に取り組めるようにすることが望ましい。

保健指導実施者が身体活動の場に立ち会う場合は，身体活動中の対象者の様子や表情などをこまめに観察することが望ましい。

7）救急時のための準備

① 保健指導実施者は，運動指導の現場における身体活動の際の傷害や事故の発生に備えて，緊急時の連絡体制や搬送経路を確立し，また，立ち会う保健指導実施者の救急処置のスキルを高めておく必要がある。注意喚起のパンフレットとして，厚生労働省の作成したリーフレットの適宜活用を勧める。

② 安全を確保するために，運動関連事故の存在を知らしめ，事故のあらましと，事故に遭遇した時の対処の仕方を上記リーフレットでは図示している。このように，有効性の追求に向きがちなクライアントへ，危険な事象を知ってもらうことで，危機回避を促すリスク管理キャンペーンがなされている。

7-2　身体活動を普及啓発するための考え方

平成23年10月の「健康日本21」最終評価において，運動習慣者の割合が増加しなかったことについて，「運動の重要性は理解しているが長期にわたる定期的な運動に結びついていないと考えられる」「行動に移せない人々に対するアプローチを行う必要がある。具体的には，個人の置かれている環境（地理的・インフラ的・社会経済的）や地域・職場における社会支援の改善などが挙げられる」との評価がなされた複数のシステマティックレビューが，環境や社会支援の改善による身体活動の増加や運動習慣者の増加を示唆している。また，歩道や自転車道の整備，公共交通機関へのアクセスの整備，公園や緑地の整備，交通安全の確保，美しい景観などの社会環境が身体活動量や運動習慣に関係しているとの知見がある。

なお，米国の Healthy People 2020 でも，身体活動量の増加のための環境整備が推奨されている。

このように，個人としての生活習慣の改善の取組を支える社会環境の整備の取組を進める上で，地域と職域，すなわち「まちづくり」と「職場づくり」の視点が重要である。

なお，こうした取組を促進する多様なポピュレーションアプローチとして，マスメディアなどの活用や積極的な好事例の紹介などを組み合わせることが効果的と考えられる。

(1) 「まちづくり」の視点の重要性

社会環境の整備を考える上でまず重要なのは，地域における取組である。上記の考え方を踏まえ，「健康日本21（第二次）」では「住民が運動しやすいまちづくり・環境整備に取り組む自治体数の増加」を目標として掲げることとした。

住民が運動しやすいまちづくり・環境整備の取組とは，住民の運動習慣や身体活動の向上を主目的とした環境やサービスの整備を対象とし，具体的には，住民の身体活動の向上に関連する施設，公共交通機関，歩道などのインフラ整備，具体的な数値目標を伴った明確な施策の実施などがあげられる。「健康日本21（第二次）」の評価指標としては，下記の ① または ② のいずれかを都道府県が実施しているかどうかについての調査結果を用いることとした。

① 住民の健康増進を目的とした運動しやすいまちづくりや環境整備の推進に向け，その対策を検討するための協議会（町内または町外）などの組織の設置
② 町村が行う歩道，自転車道，公園およびスポーツ施設の整備や普及・啓発などの取組への財政的支援

2012（平成24）年度の調査時点では17都道府県で実施されていたが，2022年度には47都道府県すべてで実施されることを目指している。

社会環境の整備については，ハード面とともに，ソフトの観点も重要である。日常生活の中で運動の必要性を感じている住民が多いことは，様々なニーズ調査から明らかになっている。このニーズに対応し，さらに継続的に実施していくためには，各自治体がまちづくりの観点で仕組

みづくりなどの支援活動を実施していくことが重要になる。

　例えば，美しい景観や由緒ある史跡を結んだ地域のウォーキングマップなどを作成することで，地域の人々が身体活動に取り組みつつ自らの町の魅力を再発見し，運動する機会の増加につながるのみならず，観光資源にもなることで地域の活性化につながる。こうした場を活かした健康づくりの機会は，特に高齢者にとって身体活動を通じた社会参加の場となり，世代を超えた交流の場となることも期待できる。運動仲間を拡げる住民組織の育成などの，ソーシャルキャピタル身体活動の普及啓発のための社会環境の整備とは，地域にこうした好循環を形成することである。

(2)「職場づくり」の視点の重要性

　企業に働く社員にとって，職場は多くの時間を過ごす場であり，日常生活において大きな部分を占める。職域においては，労働者の健康確保を目的として，積極的に身体活動（生活活動・運動）を取り入れることなどにより，定期健康診断の有所見率の増加傾向に歯止めをかけ，減少に転じさせるという視点が必要であり，そのためには，健康保持増進計画を立て，PDCAサイクル職域における保健事業を通じて社員の健康づくりを支援していく際，社員個人への働きかけに加えて，「社員が身体活動を増やし，運動しやすい職場づくり」という視点をもつことで，より効果的・効率的な保健事業を展開することが可能になると考えられる。

　例えば，通勤方法として，自家用車よりも公共交通機関や自転車，徒歩などを職場全体で推奨すること等が考えられる。健康検定（日本健康マスター検定）などの健康に関する知識を身に付ける機会を活用することなどにより，各企業における自主的な健康づくり対策を推進することが重要である。

　ソーシャルキャピタルとは，地域に根ざした信頼や社会規範，ネットワークといった社会関係資本。「人と人との絆」，「人と人との支え合い」に潜在する価値を意味している。
　計画（Plan）→実施（Do）→評価（Check）→改善（Action）というサイクルを繰り返すマネジメント手法を指す。

　また，入社してからの約10年間が生活習慣病関係の健診データの変

化が最も大きいとの調査結果もあることから，特定健診・特定保健指導の対象になる前の 20～30 歳代に運動習慣をもつことは職域における保健事業の戦略としても有効である。職域において身体活動を推進することの利点として，次のようなものが考えられる。

○高齢者雇用が今後さらに推進されることを踏まえ，「十分な能力を発揮して働ける体力」の維持向上に資する。
○社員における生活習慣病の発症・重症化を予防し，将来的な医療費の伸びを抑制できる。
○社員が身体活動の習慣を獲得することで，企業の生産性が高まる。
○社員の心身の健康を向上させることで，現在，企業で大きな問題となっている，いわゆるメンタルヘルス不調の一次予防となる。

これらの基準は，2013 年時点の知見に基づき作成された。
今後，子どもの身体活動基準，高齢者の運動量の基準，座った状態の時間の上限値，全身持久力以外の体力（特に筋力）の基準などについて，科学的根拠をもって設定できるよう，研究を推進していく必要がある。実際に，今回のシステマティックレビューでは，子どもを対象とした身体活動と生活習慣病などとの関係を検討した前向き研究，日本人を対象とした座業時間と生活習慣病などや生活機能低下との関係を検討した研究は極めて少なかった。また，運動習慣を身につける時期と生活習慣病などのリスク低減効果がいまだ明らかではないため，新たな知見が求められる。さらに，体力や運動量を客観的で簡便に測定する方法ならびに指標や測定方法の国際的な標準化のための研究開発が望まれる。新基準導入の効果などについて評価を行った上で，今後の研究成果の蓄積の状況や，「健康日本 21（第二次）」の中間評価などを踏まえ，5 年後を目途にこの新基準を見直すことが望ましいとされている。

7-3　運動基準の変遷にみる運動のあり方

全身持久力以外の体力の基準値，全身持久力以外の筋力あるいはその他の体力の基準値の策定は，運動基準 2006 策定時からの懸案事項であった。今回のシステマティックレビューでも筋力に関して 17 本の文献から解析データ，その他の体力に関して 22 本の文献から解析データを収集することができたが，筋力やその他の体力の測定部位や測定方法が文献により異なっており，定量的な基準値を示すことが困難であった。

7 生活習慣病と身体活動

表 7-1　運動基準の変遷　2006 年から 2013 年の基準値

	40 歳未満		40～59 歳		60 歳以上	
	20 歳代	30 歳代	40 歳代	50 歳代	60 歳代	70 歳代
運動基準 2006						
男性	11.4	10.9	10.6	9.7	9.4	
	(9.4−13.4)	(8.9−12.9)	(8.6−12.9)	(7.4−12.9)	(7.1−11.7)	
女性	9.4	9.1	8.9	8.3	8.0	
	(7.7−10.9)	(7.7−10.3)	(7.4−9.4)	(7.4−9.1)	(7.4−8.6)	
運動基準 2012（運動基準 2006 に準じた方法）						
男性	11.7±2.0		11.6±1.8		9.8±2.2	
	(9.2−15.3)		(5.1−15.0)		(5.6−13.7)	
女性	10.0±1.2		10.0±1.9		7.3±1.6	
	(9.3−12.6)		(7.2−13.7)		(6.2−10.8)	
運動基準 2012（メタ解析 _ 第 2 サブグループ）						
男性	10.4±0.8		8.7±1.0		8.1±1.5	
	(−12)		(−10)		(−10)	
女性	9.3±0.02		7.4±0.3		7.0±0.5	
	(−10)		(−8)		(−8)	

（　）内は範囲を示す

　運動基準 2006 の全身持久力（最大酸素摂取量）（メッツ）の基準値と範囲，運動基準 2006 に準じた方法で算出した値，メタ解析による第 2 サブグループの全身持久力（最大酸素摂取量）（メッツ）の加重平均値の一覧

（出典　厚生労働省　ホームページ　2015.）

　唯一，65 歳以上における握力と日常生活での歩行速度に関してのみメタ解析が可能な複数の文献が得られた。メタ解析の結果，65 歳以上の握力が，男性 41.2 kg 重，女性 22.6 kg 重の集団では，最も筋力が低い集団と比較して有意にリスクの減少が認められた。また握力は，体格の影響を受けるため，体格の異なる欧米人と日本人では，握力に違いがあると考えられる。そこで，日本人を対象としている文献でのみメタ解析を行ったところ，男性では 38.3 kg 重の集団で有意なリスク減少が認められた。女性においては，有意ではないものの，リスクが減少する傾向が認められた。また，歩行速度に関しては，65 歳以上の日常での歩行速度が 74 m／分以上の集団は，これらの体力が最も低い集団と比較して，有意に死亡やロコモ・認知症発症リスクが低かった。日本人を対象とした研究報告が握力では 2 本であり，歩行速度では 1 本のみと不十分であることに加え，アウトカムが限定されているなどの理由から，基準値でなく参照値として示すこととした。また，男性の握力に関しては，欧米人と日本人との体格を勘案して，日本人の解析結果を基に参照値として示すこととした。

握力（参照値）：男性 38 kg 重，女性 23 kg 重
歩行速度（参照値）：74 m/分
量反応関係に基づいた現状に加える身体活動量の基準値　あくまで目安

　2006（平成18）年の社会生活基本調査の結果によると，わが国の30～60歳の平日の余暇時間は1日当たり4時間程度であり，OECD加盟国の中でもメキシコについで2番目に短く，長時間の身体活動増加は，多くの国民特に就労や子育てにより自由裁量時間が短い世代にとって困難である。このことから，今回のメタ解析の結果を踏まえ，現状より少しでも身体活動を増やすことを定性的な基準として提案する。

　今回のメタ解析から，身体活動量とRRとの間には量反応関係があることが明白である。
　このことから，身体活動量を現状から最低限どの程度増やせばリスク減少に効果的かを検討した。
　1メッツ・時／週[*1]の増加に対するRR[*2]の減少量をG-L法[*3]を用いて各解析データから算出し，メタ解析した結果，有意に0.8%のRR減少が見られた。
　なお，身体活動と生活習慣病発症や死亡リスクとの量反応関係に関して，本研究と同様の方法で検討した過去のメタ解析では，1メッツ・時／週の身体活動量の増加はおよそ0.5～2.0%のRR減少に相当すると報告しており，本研究の結果とほぼ一致している。
　今回のメタ解析の結果より，現状より1日あたり2～3分の身体活動時間の増加で，死亡や生活習慣病発症，がん発症，ロコモ・認知症発症のリスクが0.8%減少し，5分の増加で1.6%，10分の増加で3.2%減らすことが可能である。
　「健康日本21（第2次）」では，1日あたり1500歩の歩数増加を目標としているが，これは1日あたり約10～15分の身体活動量の増加に相当する。今回のメタ解析の結果を考え合わせると，この目標を達成することで，国民の死亡や生活習慣病などおよび生活機能低下のリスクを約5%減少させることが可能だと推測される。

3メッツ以上の中高強度の身体活動を少しでも増やす。

（1）基準値の簡易な表現方法
　運動基準2006では身体活動量と運動量の単位にメッツ・時／週を，

*1　1メッツ・時/週とは，1週間の間に1つの強度の運動を1時間行うことを表している。

*2　RRとは，Relative rate のことで，相対危険度と訳す。リスク要因（曝露群）と非リスク要因群（非曝露群）における疾病の頻度を比率で表したもの。

*3　G-L法とは，Grennland-Longnecker の方法のことであり，疫学的統計手法の1つ。危険因子と疾病リスクの対数との間に直線的な関係があるものと仮定して，危険因子が1単位上昇したときのオッズ比の相対危険度を推定する方法である。

*4　オッズ比とは，Odds ratio のことで，ある事象の起こりやすさを2つの群で比較して示す統計学的な尺度のこと。このオッズとは，ある事象の起こる確率を p として，$p/(1-p)$ の値をいう。

全身持久力の単位に mL/min/kg を用いてきた。

いずれも身体活動・運動の専門家にはなじみの深い概念であり単位であるが，専門知識のない一般の人々，さらには専門分野の異なる保健師や管理栄養士および医師などの医療専門家においては理解が困難な概念・単位であると推測される。運動基準を今後より多くの国民に普及・啓発するとともに，公衆衛生や予防医学に携わる専門家に活用していただくためにはより平易な言葉と単位で基準値を表す必要がある。

身体活動量の基準値である 23 メッツ・時／週は 1 日あたりに換算すると 3.3 メッツ・時／日であり，中高強度身体活動を 3～4 メッツで行った場合，1 日 50～60 分に相当する。このことから，基準値の簡易な表現として「歩行またはそれと同等以上の強度の身体活動を毎日 60 分以上行う」と表現した。

歩数と中強度以上の身体活動量との関係について活動量計を用いて検討した複数の研究は，23 メッツ・時／週は 8,500～10,000 歩／日，約 6,000～6,500 歩／日，約 10,600 歩／日に相当すると報告しており，これらの研究を総合すると，「約 8,000～10,000 歩」と歩数を用いて簡易に表現することができる。

運動量の基準値である 4 メッツ・時／週は，体力が十分な若者がスポーツや体力づくりなどの運動を約 4 メッツの強度で実施すると，4 メッツ・時／週は週 60 分に相当することから「息が弾み汗をかく程度の運動を毎週 60 分行う」と表現した。

65 歳以上の高齢者の身体活動量基準値は 10 メッツ・時／週である。体力の低下した高齢者が家事活動やゆっくり散歩，ストレッチングのような低強度の生活活動や運動を含む，座ったり横になったりしていること以外の身体活動を実施する際の強度はおおむね 1.5～3 メッツ程度，平均すると 2.2 メッツ程度と思われるため，1 日約 40 分の身体活動の実施と同等と考えられる。

このことから 65 歳以上の高齢者を対象とした基準については「横になったままや座ったままにならなければどんな動きでもよいので，身体活動を毎日 40 分行う」と表現した。

現状に付加する身体活動量の基準として 3 メッツ以上の中高強度の身

体活動を現状よりも少しでも増やすことを提案した。この目標について
は「現在の身体活動量を少しでも増やす。今より毎日10分ずつ長く歩
くようにする。」と表現した。

> ・歩行またはそれと同等以上の強度の身体活動を毎日約60分以上行
> う。歩数で1日当たり約8,000〜10,000歩・息が弾み汗をかく程度の
> 運動を毎週60分行う。
> ・65歳以上の高齢者は横になったままや座ったままにならなければ
> どんな動きでも良いので，身体活動を毎日40分行う。
> ・現在の身体活動量を少しでも増やす。今より毎日10分ずつ長く歩
> くようにする。

(2) 外国の身体活動ガイドラインとの比較

　世界保健機構（WHO）は，高血圧（13%），喫煙（9%），高血糖（6%）
に次いで，身体不活動（6%）を全世界の死亡に対する危険因子の第4位
と認識し，その対策として「健康のための身体活動に関する国際勧告」
を平成22年に発表した。欧米諸国でも，「アメリカ人のための身体活動
ガイドライン2008」に代表されるガイドラインがすでに策定されてい
る。

　WHOや米国では，未成年，成人，高齢者の年代別に基準値を示して
いる。年代により身体活動の状況や目標が異なることから年代別に基準
値を示すという考え方は適切なアプローチであると考えられる。

　わが国の「健康づくりのための運動基準2006」では，生活習慣病予防
を重視していたため，18歳から69歳までの主に成人を対象とした基準
値を定めていた。しかし，急速な高齢化の進行と，「健康日本21（第2
次）」において生活習慣病予防だけでなく社会生活機能の維持を目標と
したことにより，今回の運動基準の改定作業において，新たに65歳以
上の基準値を提案した。しかし，18歳未満の未成年の基準策定は見送っ
た。

　その最大の理由は，未成年の参加者を対象に生活習慣病の発症などを
アウトカムとした大規模コホート研究の数が限られていたためである。
今後，わが国でも未成年者を長期に追跡する研究を実施し，研究成果を
蓄積する必要がある。

　わが国では，文部科学省や日本体育協会などが，健康づくりの観点だ

けではないものの，子どもや未成年を対象とした身体活動・運動のガイドラインや指針を策定している。例えば，未就学児を対象とした「幼児期運動指針」，児童・生徒を対象とした「アクティブチャイルド 60 min」などが，健康づくりだけでなく体力向上や発育・発達の促進・運動技能の獲得などを目指して，1 日あたり 60 分の活発な遊びやスポーツを推奨している。

今後の基準の改定においては，これらの指針との整合性をとりながら，蓄積されるエビデンスをレビューして，18 歳未満の未成年の基準を策定していく必要があると考えられる。

WHO，米国とも成人が取り組むべき身体活動の基準値は中強度身体活動を週 150 分，1 日あたり 30 分としている。WHO，米国，わが国とも基準値策定の根拠となるエビデンスやレビューの手法には違いがないにも関わらず，わが国の身体活動量の基準値は欧米の約 2 倍の 1 日 60 分とした。

その理由は，わが国の平均的身体活動量がすでに WHO や米国の基準値である 1 日 30 分を上回っており，基準値策定の原則「基準値はわが国の現状を下回らない」に基づき，国民全体の身体活動量を増加させる方向に導くために，23 メッツ・時／週＝1 日 60 分を身体活動量の基準値とした。

他国の基準値は 10 分以上継続した身体活動や運動の時間を積算しているが，わが国は 10 分以上の活動や運動に限定していないこと，余暇や移動だけでなく就労や家事などの生活活動のすべての身体活動を含んでいることなどの理由を挙げることができる。

わが国は，身体活動量や運動量の基準値だけでなく，他国のガイドラインでは類を見ない体力（全身持久力）の基準値を示している。表 7-1 と表 7-2 とを比較すると，身体活動量や運動量の基準値の達成者と最も身体活動量・運動量が少ない者との間での RR の減少は 10〜20％程度であるが，全身持久力の基準値達成者と最も体力の低い者との間での RR 減少は約 40％と，体力を高めることや維持することの，健康利益は大きいことがわかる。したがって，単に身体活動量や運動量の基準を達成するだけでなく，積極的に体力の維持・向上に努めることを推奨するために，体力の基準値を定めている。

表 7-1　男性の世代別の全身持久力（最大酸素摂取量）と死亡，生活習慣病発症，がん発症，ロコモ・認知症発症との間の相対危険度（RR）のメタ解析

(a) ～39 歳

サブグループ	n	メッツ（範囲）	RR*	Lower*	Upper*
G2	8	10.4（-12）	0.600	0.523	0.689
G3	7	12.8（12-14）	0.519	0.400	0.674
G4	4	14.9（14-）	0.557	0.457	0.680
Total	19		0.575	0.518	0.638

0.35　　　　1.0

(b) 40 歳～59 歳

サブグループ	n	メッツ（範囲）	RR	Lower	Upper
G2	19	8.7（-10）	0.634	0.56	0.717
G3	33	10.8（10-12）	0.634	0.582	0.69
G4	31	13.0（12-14）	0.519	0.454	0.593
G5	10	14.9（14-）	0.551	0.457	0.664
Total	93		0.601	0.567	0.638

0.35　　　　1.0

(c) 60 歳～

サブグループ	n	メッツ（範囲）	RR	Lower	Upper
G2	11	8.1（-10）	0.547	0.455	0.659
G3	5	12.0（10-）	0.506	0.375	0.684
Total	16		0.536	0.458	0.627

0.35　　　　1.0

＊RR，Lower，Upper の意味
　RR は Relative Risk 相対危険度を表わしている。サブグループのそのグループとそれ以外である場合に問題が発生する割合を現わしている。
　Lower，Upper の数字は 95%の確率で，その RR がとりうる範囲の下限と上限を示している。

(3) 改定のポイント（2006 年版）

　平成 18 年に作成された「健康づくりのための運動基準 2006」の改定を目的として，8 名の専門家で構成される研究班で検討を重ねた。

　改定にあたり，
① 基準値の変更が必要か検討する，
② 生活習慣病予防だけでなく，がん予防・社会生活機能の低下予防の観点も重視する，
③ 新しく 65 歳以上の高齢者のための基準を示す，
④ 簡易な表現でも基準値を示す，
⑤ 全身持久力以外の体力の基準値策定の可能性を探る，
⑥ 量反応関係に基づいた現状に加える身体活動量の基準策定の可能性を探る
を目的とした。これらの観点に基づき，システマティックレビューとメタ解析を用いて検討した。

表7-2 4つのアウトカム（死亡，生活習慣病発症，がん発症，ロコモ・認知症発症）全てとの間の相対危険度（RR）のメタ解析
(a) 身体運動量

サブグループ	n	メッツ・時/週 (95%信頼区間)	RR	Lower	Upper
G2	54	6.6 (5.6-7.7)	0.861	0.832	0.892
G3	56	22.4 (21.3-23.5)	0.833	0.792	0.876
G4	54	46.4 (40.2-52.5)	0.787	0.760	0.816
Total	164	25.0 (21.6-28.4)	0.826	0.808	0.845

(b) 日本人の身体活動量

サブグループ	n	メッツ・時/週 (95%信頼区間)	RR	Lower	Upper
G2	5	18.9 (16.6-21.2)	1.026	0.861	1.221
G3	6	27.2 (23.6-30.9)	0.629	0.501	0.788
Total	11	24.6 (21.1-28.1)	0.854	0.744	0.981

(c) 座位時間との関連

サブグループ	n	メッツ・時/週 (95%信頼区間)	RR	Lower	Upper
G2	13	4.0 (3.9-4.1)	1.087	1.056	1.118
G3	16	6.9 (6.5-7.3)	1.153	1.115	1.192
G4	11	12.0 (10.5-13.5)	1.241	1.154	1.336
Total	40	6.1 (4.8-7.3)	1.124	1.101	1.148

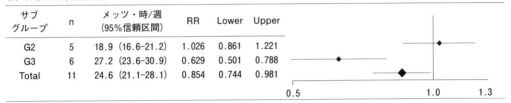

これらの図では，1.0を横線（各グループの信頼区間）が通らない場合，偶然でも生じる確率が5％より少なくなることを示すことから，統計学的に有意であることを図式化して表している。

(4) 提案された基本値

以下の5つの基準値あるいは基準が提案されている。

> ① 強度が3メッツ以上の身体活動を23メッツ・時／週，行う（歩行またはそれと同等以上の強度の身体活動を毎日60分以上行う，歩数で1日当たり約8,000～10,000歩）。
> ② 強度が3メッツ以上の運動を4メッツ・時／週，行う（息が弾み汗をかく程度の運動を毎週60分行う）。
> ③ 65歳以上の高齢者に対しては，強度を問わず，身体活動を10メッツ・時／週，行う（横になったままや座ったままにならなければどんな動きでもよいので，身体活動を毎日40分行う）。
> ④ 現在の身体活動量を，少しでも増やす（今より毎日10分ずつ長く歩くようにする）。
> ⑤ 性・年代別の全身持久力（最大酸素摂取量）の基準値として，男

性 40 歳未満：11.0 メッツ，40～59 歳：10.0 メッツ，60 歳以上：9.0 メッツ，女性 40 歳未満：9.5 メッツ，40～59 歳：8.5 メッツ，60 歳以上：7.5 メッツ

⑥65 歳以上の高齢者の握力参照値として，男性 38 kg 重，女性 23 kg 重，また，歩行速度：74 m/分

　身体不活動（physical inactivity）の予防や治療に適切な運動や身体活動の目標レベル（値）は絶えず更新される。折に触れ，最新の情報を収集し，エビデンスの高いデータを参照することを心掛けたい。

参考文献

1) Wold Health Organization: Technical Report Series No. 432-Reserch in Health Education. Report of a WHO Scientific Group. p. 5, 1969.
2) 宮坂忠夫，川田智恵子，『健康教育論』メヂカルフレンド社（1991）.
3) 松本千明，『健康行動理論の基礎』，医歯薬出版（2002）.
4) 松本千明，『行動変容をうながす保健指導・患者指導』，医歯薬出版（2007）.
5) 松本千明，『行動変容 実践アドバイス 50』，医歯薬出版（2009）.
6) 厚生労働省，健康づくりのための身体活動基準 2013, www.mhlw.go.jp/stf/houdou/2r9852000002xple-att/2r9852000002xpqt.pdf.

脳血管後遺症片麻痺者の運動所要量（身体活動量と運動量）―肢位強度式身体活動の応用

　生活習慣病と身体活動は密接なかかわりが認められている。生活習慣病は従来，成人病と呼ばれたり，欧州ではライフスタイル病と呼ばれてきた。内科系の疾患として知られる生活習慣病であるが，血管を傷め，血管の狭窄や硬度を増すことで，心臓の冠動脈や脳底動脈の破裂や梗塞を引き起こす原因の1つであることは間違いない。運動器や神経機能においても，身体活動が適切に維持されることで，状態を良好に保つ影響がある。

　しかし，加齢の影響と，遺伝素因，環境の影響など複合的な要因が重なり，脳血管障害をきたす人は一定以上存在する。身体活動のあり方を考えるとき，健康維持のための必要身体活動量に加え，脳血管後遺症片麻痺の方の健康維持のため，または再発予防のための運動所要量を明らかにすることもヘルスサイエンスの実践における重要な課題の1つといえる。

　ここでは，運動障害を持った人の場合に，これまで示してきた身体活動量の測定方法が適応できないことは事実であることから，運動障害のある人においても，身体の動きを特定した上で，エネルギー消費量の多寡（多い少ない）を決める方法ではなく，麻痺した足や杖を使って，ゆっくりながら，汗をかいてやっと10mを歩くという動作について考えたとき，従来の方法では，歩行＝1から2メッツというような運動強度設定ではなく，その動作中の姿勢と実際の作業強度の組み合わせから運動強度を推定する方法について解説し，この方法を用いて，運動不足の予防を試みている例をみてみよう。

8-1　特異的な動作の身体活動量の推定方法－肢位強度法のあらまし

　高齢片麻痺者の低活動は，維持期のリハビリテーションにおいて血管機能および運動器の自然増悪を引き起こす要因の1つである。健康管理の必要性から，この低活動性あるいは身体不活動，を簡便に判定する方法の開発が求められるが，簡便かつ有効性の確認が得られているものは

少ない。

　低活動性の評価には身体活動量（amount of physical activity：PA）を用いることが考えられ，その1つとして，METs法によるカロリー換算を行い，エネルギー消費量を求める方法がある。

　しかし，身体活動の運動強度において，運動障害を持つ人と健康な者では，活動種目名が同じであっても，身体活動量は異なるものがある。移動に関する活動種目を例にとると，速度の遅速によって運動強度の高低を決定する方式を用いるMETs法は，高齢片麻痺者では，歩行速度が時速1km以下の歩行様式をとるため，実際には，心拍数（HR）や主観的運動強度が，中等度以上の運動強度を示したとしても，測定規則に従えば低強度と判定することになる。

　METs法は，今後さまざまな健康増進活動において用いられることが予想される一方，運動強度が動作の速度に必ずしも依存しない片麻痺者などの身体活動量の推定において過少評価傾向が生じるのではないかという問題が懸念される。

　そこで，高齢片麻痺者など運動障害のある人の身体活動を定量的に把握する姿勢と作業強度，活動時間の組み合わせによる方法を用いて測定する身体活動推定方法（肢位強度式身体活動量PAPI：PA by position and intensity method））が開発された。

(1) 肢位強度式身体活動量の求め方

　従来から用いられてきた運動強度推定法における，動作特異的エネルギー消費係数の決定方法の代わりに，当該動作中の姿勢と，作業時の主観的あるいは生体機能測定に基づく強度の組み合わせによって，エネルギー消費係数を決める方法である。

　具体的には，ある動作の身体活動量を推定するためにエネルギー消費係数を決定する3つの判定を測定者が行う。1) 動作の姿勢を判定し，2) 動作中の作業強度を判定する，3) 動作の継続時間を判定する。この手順を繰り返し，1日24時間分のすべての動作について身体活動量を推定する。エネルギー消費係数では，表8-1に示す3×3，9通りのマトリクス（格子）の中の1つを選択することになる。このエネルギー消費係数の決定に基づき，性別，年齢の影響を積算し，肢位強度式身体活動量を求める。

Position and Intensity Method

　姿勢と，作業強度によって当該身体活動のエネルギー消費係数を当て

はめる。

(2) 身体活動種目表を使わない方法[*1]

$$1日のPA = \sum_{i=1}^{1440}(EM \times BW \times A)i$$

EM：PIマトリクスで選択された分時エネルギー消費係数
BW：体重，A：年齢・性別補正係数，i：時間（分）

表8-1 肢位強度式身体活動量におけるエネルギー消費係数（PIマトリクス）[*2]

	低強度	中等度	強度
臥位	0.017	0.023	0.026
座位	0.027	0.055	0.062
立位	0.045	0.059	0.091

なお，この方法を半自動化する方法が提案されている。

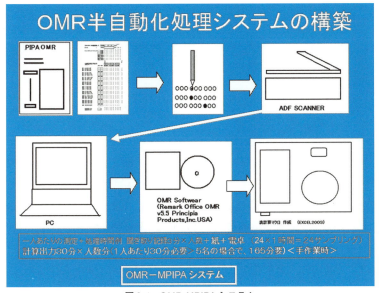

図8-1 OMR-MPIPAシステム

また，具体的な動作，活動に対してシミュレーションを行い，目標身体活動量を求めるためのソフトウェアが開発されている。

*1 METs法でもカテゴリーは身体活動種目で分類

*2 この肢位強度式身体活動量をエクセル上で自動的に計算するファイルを，本書の読者はダウンロードすることができるようになっている。（三共出版HPよりダウンロード）

＊MPIPAは，従来の身体活動種目ごとにエネルギー消費量を計算していた方法で，種目ごとの係数を表から選ぶことなく，当該種目の動作を姿勢と作業強度に分解することで，その活動のエネルギー消費量を計算するソフトである（インターネット上の「ベクター」にて配布）。

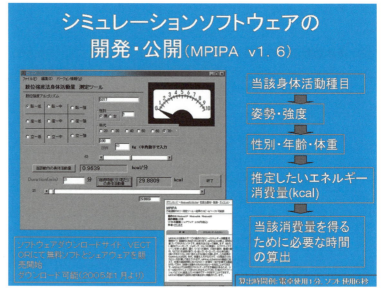

図8-2

8-2 高齢片麻痺者の低活動性を示す身体活動量のカットオフポイント

　肢位強度式身体活動量を求めることによって，歩行動作が著しく健常者と異なる様相を示している人であっても，動作直後の体感的運動強度に近いエネルギー消費係数を示すことが，種々の研究から明らかになってきた。その一例をみてみよう。

　高齢片麻痺者の身体活動量の自然低下を予測するための身体活動量（PA）の最適値を見つけたところ，デイサービスを利用する日常生活活動が自立した男性片麻痺者25名で，姿勢と作業強度，活動時間の組み合わせから推定した肢位強度式身体活動量（PAPI）と，METs法で推定する身体活動量（PAMETs）から安静時心拍数と収縮期血圧の二重積（DP）を基に低活動を見つける最適なカットオフポイントを探した。

　低活動を簡便に判定する指標として，早朝，安静座位時の二重積（double products：DP）を算出し各身体活動量との関連性を分析した。結果，DPは8,000 bpm×mmHg以上の場合を低活動あり（陽性）として，PAPIとPAMETsでROC分析において，PAPIの1,250 kcal（$p<0.05$）だけが有意であった。PAMETsは各値とも統計学的有効性を示さなかった。歩行動作が著しく健常者と異なる様相を示している人の身体不活動性を表すために，最適なカットオフポイントとしてPAPIを用

8　脳血管後遺症片麻痺者の運動所要量（身体活動量と運動量）─肢位強度式身体活動の応用

いることの妥当性が示された。

　低活動性の効果指標として DP は有効と考えられるが，健康教育において直接，制御可能な情報ではない。一方，身体活動量は本人の意思に直接働きかけられ，その結果は機器を介さず知ることができるため，血圧などの検査情報とは異なる保健行動を促進するための貴重な操作可能な要因と言える。

　低活動の判定に資する身体活動量による最適値の評価は，カットオフポイント（cut-off point）を求めて検討した。カットオフポイントは，ある状態にある者とない者を区別する検査の基準値であり，ROC 曲線[*1]（Receiver Operating Characteristic Curve），受信者動作特性曲線と呼ばれる曲線を用いて決定される。

　ROC 曲線はスクリーニング検査などの精度の評価や従来の検査と新しい検査の比較に用いられ，どの範囲でカットオフポイントをとるかを示す。すなわち，カットオフポイントをどこにとるかで，ある状態にある者とない者を区別する検査の能力を視覚的に示すことが可能となる。

　カットオフポイントを偽陽性率の低い点にとると，正常者で陽性となる者は減り，有疾病者を多く除いてしまい，逆に敏感度を高めると偽陽性率は高くなる性質を持つ。
　この研究では，DP を基にした高齢片麻痺者の低活動性と関連する値を SPSS にて PAPI と PAMETs の両者で求め，判定に寄与するカットオフポイント（cut-off point）の検討をした。

　具体的なデータとしては，25 名の対象者において低（陽性）活動者が認められた者（DP[*2] ≧8,000 bpm/mmHg）は 15 名（60％），低活動でない（陰性）と判定された者は 10 名（40％）であった。全体の PAPI は 1,200.2±45.2 kcal，PAMETs は 1,100.0±40.8 kcal であった（平均±標準誤差）。
　DP は全体で 7,684.1±240.9 mmHg・bpm（平均±標準誤差）であった。
　ROC の解析結果，各値を当てはめて求めた ROC 曲線下の面積が最も大きく，有意水準を満たしたものは，PAPI の値が 1,250 kcal（$p < 0.05$，95％CI：0.597〜0.970）の場合であった。ROC 曲線下の面積は 0.7833

---

*1　ROC 曲線とは，
　1）　縦軸を真の陽性率（感度），横軸を偽陽性率（1−特異度）の尺度としてプロットし，検査結果のどの値を異常，つまり所見ありと判断するかのカットオフポイントを決めることが可能である。その値で陽性とされる有疾病者と非疾病者の割合より感度と偽陽性率を計算する。同様にして他のカットオフポイントとした検査値での感度と偽陽性率を計算し，このようにして求めた値をグラフにプロットし，曲線を描くものである。
　2）　異なる検査の優劣を判定する場合は，この曲線がより左上方に位置するほど優れていると判断される。例えば，従来から存在する検査の ROC 曲線に比べて新しい検査の曲線が左上方にあれば，新しい検査はより精度が高く優れていると判断される。また，Green，田中・上村らによって，ROC 曲線より下側の領域の面積を，この ROC 曲線を 2 択の強制選択課題によって得られたものと仮定し，横軸と縦軸で構成された ROC 曲線に外接する正方形の中の ROC 曲線と下側の領域で囲まれた面積は，その課題での正答率とみなせることが証明されている。したがって求められた ROC 曲線からその面積を計算し，それを正答率とみなすことができる。この面積は近似的に求めることになるが，台形法などの数値積分の手法を用いて，正規性の仮定を用いないで幾何学的にこの面積を近似する方法の他，Dorfman and Alf らによって最尤推定法（＊次頁）を用いる方法が提案されている。この面積の計算や ROC 分析で用いるコンピュータプログラムとして Metz および Alf and Grossberg の方法はプログラミングした SPSS（IBM-SPSS）の ROC 解析法を用いることで可能である。

*2　DP とは，Double Product のことであり，二重積という。収縮期血圧と心拍数を掛け合わせた値のこと。運動負荷に対する生体の応答能力を表す。

＊最尤（ゆう）推定法（maximum
likelihood estimation（MLE））とは，
統計学において，得られたデータ全体
を用いて，最もあてはまりの良い方程
式（モデル）の性質を決定する値（こ
れを母数という）を求める方法のこ
と。
　何かしらの影響の下で集められたデ
ータは，その元をたどると，何かの規
則に従う集まり（これを分布という）
から発生していると考えることで，分
布の形を決めているモデルの曲線の係
数的なものを演算によって決めるこ
と。

であった。この値は，最もカットオフポイントとして有効性を示した。
PAMETs は 1,100 kcal から 1,300 kcal に至るいずれの値も $p>0.05$ を
示し，統計学的な有意性を示さなかった。感度，特異度および，低活動
の判定が陽性になった

　Otsuki らは 65 歳未満の中年と 65 歳以上の老年者，70 歳代，80 歳代
の高齢者各 25 名を対象に，運動を負荷し，運動前の動脈系血管硬度（コ
ンプライアンス）と運動前後の二重積を測定している。70 歳未満群と比
べて 70 歳以上群では動脈系コンプライアンスが低く，DP が高かったと
報告している。また，70 歳以上群では動脈系コンプライアンスと DP の
間に有意な相関がみられたとしている。加齢による動脈系コンプライア
ンスの低下は二重積の増加と関連するとしている。
　安静時の二重積は運動負荷に対する二重積よりも低活動性の判定性能
が高くなる可能性が考えられ，動脈系コンプライアンスと DP は高い相
関を示す。これらは低活動性や廃用（disuse）によって影響を受けるた
め，本研究でも用いた DP は低活動の判定指標として可逆性や自然増悪
の程度を表す性質を有することから，横断研究のみならずコホート研究で
も使用可能な指標であると考えられる。
　また，佐藤らは，全身運動である有酸素運動の継続は収縮期・拡張期
血圧を低下させ，高血圧の改善および二重積を低下させることを指摘し
ており，局所運動ではない全身的な運動を伴う身体活動の効果を二重積
で表している。
　さらに，草苅らは運動学的な特徴と二重積との関係について報告して
いる。健常者で円背を作り運動負荷試験を行い，自然な脊柱の状態と比
較した結果，円背条件では，自然な条件と比較して安静時に脈拍，一回
換気量，酸素摂取量が有意に高かったが，運動ピーク時では逆に円背条
件で無条件よりも有意に低値を示したとしている。これは，各パラメー
タの運動による変化で多くのパラメータは運動によって有意に増加する
が，拡張期血圧，二重積は運動によって無条件では変化せず，円背条件
で有意に上昇することを示す。低活動は姿勢に影響し安静時の二重積と
関係すると考えられ，このような検討での使用も可能とみられる。薬効
の検証でも二重積が用いられている。加藤らは効果指標にアムロジピン
（Aml）で降圧効果が不充分であった高血圧症例 19 例では抹消血管の拡
張を促進する Valsartan（Val）との併用が運動耐容能へ与える影響を検
討し，Val の併用により，血圧低下，AT，peakVO2 増加，運動時間の
延長を認め，安静時，およびウォームアップ時の二重積増加の減少，運

8 脳血管後遺症片麻痺者の運動所要量（身体活動量と運動量）―肢位強度式身体活動の応用

動中の血管抵抗減少の増大を報告している。

　これらの報告において認められるのは，安静時および運動負荷時の二重積が身体活動の及ぼす生理学的な変化として心肺機能，動脈系コンプライアンス，姿勢と呼吸など心筋酸素需要量とほぼ同様の高い相関を示していることである。安静時二重積は低活動の指標として一定の妥当性があると考えられる。しかしながら，この研究で設定した 8,000 mmHg·bpm という基準に関しては，具体的に高齢片麻痺者の安静時のDP を反映する低活動と関連の高い値を検討した報告がほとんどみられないこと，この低活動の判定基準値は先行研究における 10 名で得られた知見に基づいて設定していること，などの点で脆弱性が残っている。これらより，低活動が観察される場合の適切な DP の測定例数や複数施設での測定，異なる研究デザインの採用，他の効果指標の使用などを検討する余地がある。

　1,250 kcal の内容は，表 8-1（p.65）で示した PI マトリクスを用いて当該内容の身体活動のシミュレーションを行うと，例として標準体重55 kg，麻痺があり T 字杖と装具を使って屋内外歩行可能という男性では，1 日あたりの座位時間が 4 時間以内，立位時間が 30 分程度の構成で同値を作ることができる。この内容を満たすには，日中，デイサービスを使用している間でも，最低 4 回は PI マトリクスで計算した場合に 20 分程度の立位をとることが必要となることから，基礎代謝量と同等のPA に加え何らかの身体活動を意図的に行っている状態を表していると考えられる。この研究のデータは，このシミュレーションと比較すると低活動ではないと判定された人との照合において実際に立位の時間が多かった。これらの量よりも少ない該当者では低活動が生じていると推測される。志波らは，廃用は全身の臓器で起こる生理的適応現象であり，筋・骨格系では不動または無動などの環境に適応し筋萎縮・骨萎縮をきたすこととしている。現状では特別な方法はなく，ベッド上から早期に運動療法を開始し離床，荷重を心がける上で，抗重力運動を用いた有酸

表8-2　PI法マトリクス

	低強度	中等度	高強度
臥　位	0.017	0.023	0.026
座　位	0.027	0.055	0.062
立　位	0.045	0.059	0.097

（表中の単位は kcal/kg/min）高強度の立位は 65 歳以上の場合（65 歳未満では 0.091）

素運動を，根気強く継続させるかという点がいかに重要であることを指摘している。PAPI で 1,250 kcal のシミュレーションを行うと必ずベッド離床時間が必要になることから，離床状況と低活動は関係を持つ可能性があると考えられた。

　また，柳東らは不動や低活動というストレスは超微形態学的変化である筋線維の変性や筋代謝異常，ATP 分解酵素の異常などを引き起こし，結果的に廃用性筋萎縮に至ることを指摘している。筋萎縮は運動器における廃用症候群の代表的な機能障害として，日常生活の筋の役割や要素が，筋力低下や筋萎縮の特徴に現れる。脳卒中患者の筋萎縮は廃用性の関与が大きく，非麻痺側にも筋萎縮が生じるとしている。片麻痺者の低活動は廃用性筋萎縮を招くと考えられ，1,250 kcal の身体活動の内容において一定の筋収縮頻度を満たす身体活動量には，離床が必要な活動として存在する可能性が考えられる。

　PAMETs では，カットオフポイントが 1,100 kcal 程度で最も ROC 曲線下の面積が大きくなるが，これは速度依存の運動強度の判定の影響により，実際に身体活動量の増大があると思われるケースにおいて，ほとんど低強度から安静レベルの判定範囲に収まってしまうことの欠点が現れていると考えられた。つまり，身体活動量が過少評価された結果を反映している可能性が高い。対象者はすべて正しく身体活動量が測定されたと判定する（感度 100％）ものの，強い強度の活動をしている者まですべて陽性にしてしまう（特異度 0％）。また逆に，カットオフポイントを大きくすると，今度は特異度を 100％にはできるが，感度が 0％近くに落ち込む結果を招いている。
　結局，感度と特異度は両方とも同時に最適にすることのできない，trade off の関係にあることから，平均値が同じであった場合，データの分散が大きいほど，感度—特異度における判定においてカットオフポイントをより細かい刻みで検証する場合に有利に働くことが考えられる。
　PAPI において有意なカットオフポイントが得られた理由は，歩行速度に依存せず，歩行速度は遅くとも，実際には高い運動強度になっている動作の身体活動量が測定できたためと考えられる。特に，ケース毎の身体活動量の分散値は PAMETs の 2 倍以上の値を示したことから，運動障害がある場合の身体活動量は歩行速度で一律に決定する PAMETs より，多様な動作の様式に応じた PAPI のほうが正しい情報を示すことが考えられる。

8 脳血管後遺症片麻痺者の運動所要量（身体活動量と運動量）—肢位強度式身体活動の応用

　逢坂らは，入院中の虚弱高齢者に対し筋力トレーニングを行い，筋力増強と筋肥大に対する効果を検討し，安静を強いられたために廃用性筋萎縮をきたした虚弱高齢者において筋力トレーニングが4週という短期間に筋力増強および筋肥大効果と生活自立度の向上を示したとしている。虚弱高齢者で低活動状態から改善する可能性が示唆され改善を期待したプログラムの立案にあっては4週間程度の設定が考えられるが，このような改善効果をもたらす評価指標には，低活動の判定が欠かせない。運動障害のある集団を含めた介入研究のプロトコールにPAPIを用いたカットオフポイントによる効果判定や，低活動を予防するための臨床応用が期待される。

　この研究は，身体活動量の測定において聞き取り調査の限界として，記憶力の多寡，思い出し作業の中での誤りの混入などのバイアスが存在し，信頼性における限界が存在する。

　この研究は横断研究であり，一時的に大量のデータを得ることが必要であったことから困難であったが，信頼性を一定以上に持ったPAPIを求めるためには，研究コストに見合った姿勢変化，運動もしくは作業強度を，記憶に頼らない継時的記録を用いるか，心拍数測定装置と加速度測定装置などを用いた客観的な値を使ってカットオフポイントを求めるべきであろう。また，低活動の判定基準値の設定に例数の少なさによる脆弱性が残っているため，エラーを減じる効果のある例数まで増やした設定が必要であろう。効果量を担保に算出されたサンプルサイズを満たす例数を得ているものの，外挿するためにはさらに例数を増やすことと，多施設での環境要因の影響も分析することが求められる。

　本研究では高齢片麻痺者の低活動性を判定するための有効なカットオフポイントが体重55kgの男性においてPAPIで1,250kcalになることを示した。PAPIでは高齢片麻痺者に適応して不活動を検出することが可能であったが，PAMETs法ではできなかったことから，運動強度を決定する際に活動の速度に依存する身体活動量を運動障害のある人に適応する場合には十分注意する必要がある。本研究は横断研究であり，このカットオフポイントが，低活動性との関連性を示したことだけを検証している点で，結果の応用には限界がある。さらに，この値が低活動性の予防に対して影響を及ぼすことについては，前方コホート研究か無作為比較対照試験を必要とする。

8-3 脈波伝搬速度からみた脳血管障害者の身体活動量

二重積に関する肢位強度式身体活動量を脳血管障害者に適応することができたことから，さらに，生活習慣病と身体活動の項で述べたように，血管機能，大動脈の劣化に対する身体活動量の影響を明らかにするための研究に応用された例をみてみよう。

この研究の目的は，高齢片麻痺患者における大動脈の劣化に対する低強度身体活動（LIPAs）の影響を調べることであった。研究方法は無作為化比較試験であった。参加者は，ADL が独立した 25 人の片麻痺者であり，自宅に居住していたか，託児所の施設を利用していた。彼らの平均年齢標準偏差は 73〜78 歳であり，脳卒中発症からの経過時間は 5 年以上であった。参加者全員が屋外で歩行補助を必要とし，22 名（88％）は屋内で歩行補助を行った。参加者の関連する病状には，高血圧（92％）および糖尿病（80％）が含まれた。介入は，ベースラインの身体活動からのエネルギー消費を増加させることであった（すなわち，約 40 kcal/日；1 日のカロリーの 3.3％）によって，PA（PA）に投与された。

LIPAs は，身体の重心を上下に動かす必要がある。

参加者は立位で（介入群（IG）；$n = 13$），同時に，罹患した脚に受動的運動の効果を引き起こす。対照群（CG；$n = 12$）については PA の量のみが測定された。上腕大動脈脈波速度（baPWV），体重，体格指数，休息心拍数（restHR），収縮期血圧（SBP），日常活動からの PA の計算値，および足首上腕血圧指数（ABI）。第 1 週および第 4 週および第 8 週の介入の IG および CG のベースライン間の差を，独立した t 検定によって比較および分析した。上記の期間における baPWV の変化に影響を及ぼす要因を明らかにするために，重回帰分析を用いた。影響を受けた脚の baPWV 値は，8 週間での試験の終了時に CG（1,973 対 2,419 cm/s；$p < 0.05$）と比較して IG において有意に異なっていた。試験前後の 2群間で ABI，restHR，SBP，PAPI（参加者の姿勢と運動強度に基づく身体活動量）に関して有意差は認められなかった。LIPAs は，高齢の片麻痺患者の間で 8 週間にわたって安全に実施された。これらの知見は，LIPA が大動脈の脈波伝搬速度の改善に有効であることを実証した。片麻痺患者の患側の baPWV の減少に反映されるように，硬直性であった。

糖尿病や高脂血症などを起因とする血管障害由来の脳血管障害後遺症による片麻痺者の血管機能増悪の予防は健康管理において重要である。この増悪には身体活動の低下が影響を及ぼしていると考えられる。本研究では大動脈脈波伝播速度（PWV）を血管機能の指標として用い，それに対する低強度身体活動の有効性を明らかにすることを目的とした。対象者は，5年以上の発症歴を持ち，歩行が自立している25名の高齢片麻痺者であり，その80%は糖尿病と高血圧を合併していた。実験の手法として無作為化比較対照試験を用い，13名の介入群には開始前の日常生活の身体活動量に約40 kcalの低強度身体活動として立位で体の重心を上下動する動作を毎日行わせた。12名の対照群には身体活動量を測定しただけであった。効果指標には体重，体格指数，安静時収縮期血圧，日常的な身体活動の量，上腕動脈—足背動脈間のPWV（baPWV）を記録した。解析の手段として独立したt検定および，1，4，8週間時点における前述した各要因の影響について重回帰分析を用いた。その結果，8週間後の患側*のbaPWV値には介入群と対照群の間で有意差が認められた（1973 cm/s 対 2413 cm/s，$p<0.05$）ものの，健側*ではそうではなかった。また重回帰分析では，4週間の時点で健側のbaPWV値が，8週間時点で身体活動量が患側のbaPWVに有意な影響を及ぼした。結論として，毎日実施する40 kcalの低強度身体活動は8週間以上継続した高齢片麻痺者においてbaPWVの増悪を抑制する効果が示唆された。

　以下の表は，研究論文で示したケースの特徴，低強度身体活動の影響，脈波伝播速度の推移である。

＊患側，健側とは，脳卒中（脳の血管が詰ったり，破れて出血したりする病），その血管によって栄養や酸素を供給されている部分—神経細胞—が機能しなくなると，その範囲が右側で生じると身体の左側の上肢，下肢が動きづらく（時に全く動かない）なる。この側を患側（かんそく）と呼び，自分の意志で動かせる上肢，下肢の側を健側（けんそく）と呼ぶ。

表 8-3　症例の特徴

	介入群 n（%）	対照群 n（%）	合　計 n（%）
参加者数	13	12	25
年齢*	73±8	73±8	73±8
投薬			
1日4種以上	8（61.5）	7（58.3）	15（60.0）
脳血管障害の発症年			
5年以上前	13（100.0）	12（100.0）	25（100.0）
高血圧	12（92.3）	11（91.6）	23（92.0）
糖尿病	11（84.6）	12（100.0）	20（80.0）
めまい	1（7.6）	1（8.3）	2（8.0）
ブルンストローム（下肢）			
I	0（0.0）	0（0.0）	0（0.0）
II	3（23.0）	2（16.6）	5（20.0）
III	8（61.5）	8（66.6）	16（64.0）
IV	2（15.3）	2（16.6）	4（16.0）
V	0（0.0）	0（0.0）	0（0.0）
VI	0（0.0）	0（0.0）	0（0.0）
歩行器の使用			
屋内	12（92.3）	1（83.3）	22（88.0）
屋外	13（100.0）	12（100.0）	25（100.0）
指示のない運動の実施	2（15.3）	1（8.3）	3（12.0）
身長（cm）*	161.2±5.6	160.9±5.2	161.0±5.2
体重（kg）*	57.6±8.6	55.8±7.8	56.6±8.1
Body mass index（kg/m²）*	22.1±2.9	21.5±2.4	21.8±2.6

*: 平均±標準偏差。

表 8-4　低強度身体活動の結果

パラメータ	群	1週		4週		8週	
		n	meanS±D	n	meanS±D	n	meanS±D
右下肢 PWV	I	13	1844±524	13	1836±512	10	1995±207
（cm/sec）	C	12	1849±456	10	2029±209	10	2101±293
左下肢 PWV	I	13	1999±651	13	1937±600	10	1973±289
（cm/sec）	C	12	2105±460	10	2277±452	10	2419±552*
右 ABI	I	13	1.05±0.20	13	1.01±0.22	10	1.09±0.11
	C	12	1.06±0.09	10	1.06±0.09	10	1.09±0.11
左 ABI	I	13	1.01±0.19	13	1.00±0.19	10	1.12±0.14
	C	12	1.05±0.05	10	1.02±0.09	10	1.05±0.09
安静時心拍数（bpm）	I	13	81±14	13	78±16	10	78±10
	C	12	83±10	12	79±8	10	77±9
収縮期血圧（mmHg）	I	13	151±16	13	143±20	10	140±17
	C	12	143±19	12	142±13	10	136±11
身体活動量（kcal）	I	13	1134±261	13	1159±263	10	1269±288
	C	12	1238±150	10	1244±177	10	1213±177

I：介入群
C：対照群

8 脳血管後遺症片麻痺者の運動所要量（身体活動量と運動量）―肢位強度式身体活動の応用

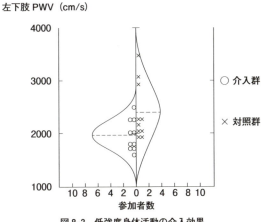

図 8-3 低強度身体活動の介入効果

表 8-5 左下肢 PWV におよぼす低強度身体活動の相対リスクへの影響を示す線形モデルからみた因子

	1 週 (n=25)	4 週 (n=23)	8 週 (n=20)
左下肢 PWV	1.0	1.0	1.0
BW	—	—	—
年齢	—	—	—
BMI	—	—	—
右下肢 PWV	—	0.49 (0.36 to 3.72)*	—
右 ABI	—	—	—
安静時心拍数	—	—	—
収縮期血圧	—	—	—
身体活動量	—	—	−0.71 (−1.22 to −0.21)*

BW: body weight. BMI : body mass index. R: right.

　運動障害を持った人の場合に，その動作中の姿勢と実際の作業強度の組み合わせから運動強度を推定する肢位強度法について説明できるようになっておきたい。

　なお，肢位強度法をエクセル上で簡単に実施できるシートについては三共出版 HP よりダウンロードすることができる。

文　献

1) 大橋ゆかり,『セラピストのための運動学習 ABC』, 文光堂（2004）．
2) 中村隆一・齋藤宏・長崎浩,『基礎運動学（第 6 版）』, 医歯薬出版（2003）．
3) 道免和久. 運動学習とリハビリテーション. バイオメカニクス学会誌. 25 (4). 177-182. 2001.
4) Bernstein. NA. "The co-ordination and regulation of movements",. Pergamon Press,. New York（1967）．
5) Kottke. FJ. Halpern. D. Easton. JK. M. Ozel. AT. Buill. C.A. Training of

Coordination. *Arch. Phys. Med. Rehabil.* 59. 567-572. 1978.

6) Kottke. F.J. Therapeutic Exercise to Develop Neuromuscular coordination. In Krusen's Handbook of Physical Medicine and Rehabilitation (ed. by Kottke, F.J. and Lehmann, J.F. 452-479. Saunders. Philadelphia. 1990.

7) Schmidt. R.A. A schema theory of discrete motor skill learning. *Psycho. Rev.* 82. 225-260. 1975.

アクティブトラッカーを用いた活動支援時のチェックアウト

ここでは，これまでみてきた身体活動量を実際に測定する際に，行うべきチェックアウトについて評価表を示す。この表を参考に，実際に試してみよう。

1. 歩数計を含むアクティブトラッカー（AT*）のチェックアウトは歩数計やウェアラブル加速度計などを使う際に項目の順に確認し，測定に用いることができる。

2. 厚生労働省による健康日本21（二次）で用いるように作成されたパンフレットも同様に使うことができる。

9-1　歩数計を含むアクティブトラッカーのチェックアウト

ATを身体活動支援ツールとして使用する際，クライアントの以下の項目をチェックする。

重要事項：クライアントの行動として，以下の項目のうちYES（はい）でないものがあれば，すべてYESになるまでの指導時間を記録しておく。

```
あなたのお名前　＿＿＿＿＿＿＿＿
あなたの年齢　　＿＿＿＿＿＿＿＿
あなたの性別　　＿＿＿＿＿＿＿＿
```

アクティブトラッカーの使用前に，以下の問いにあてはまる場合「はい」を，あてはまらない場合「いいえ」を「✓」チェックして下さい。

		はい	いいえ
1	ATの装着目的を言えるか	☐	☐
2	ATの時間合せができるか	☐	☐
3	ATのスイッチのON　OFFができるか	☐	☐
4	ATの脱着ができるか	☐	☐

* AT　Active Tracker の略。身体活動を定量的に測定する機器の総称。

アクティブトラッカーは，加速度センサーの値を表示，記録するもの，心拍数（脈拍）の値を表示，記録するものに大別される。

身体活動の物理的な動きを測定する目的には加速度を，生理学的な活動量を測定するには心拍数（脈拍）を用いる。

それぞれ連続的な値であるので，これを段階づけて，例えば低・中・強の強度の3段階にある活動と，その持続時間を記録したり，統計分析に用いることが多い。

いわゆるウェアラブル機器は，この両者を測定できるものもある。スマートフォンには両者のセンサーが内蔵されていることもあり，アプリを用いてチェックアウトを試みることもできるだろう。

77

＊アクティブトラッカーの利活用には，ウェアラブル機器やスマートフォンと同時に，次頁にあるようなスクリーニングシートを使って教育指導する（自ら学ぶ）と身体不活動の発見，身体活動のある日常生活のあり方を具体的に考えるきっかけになるだろう。

5　AT の測定記録を転記する場所が言えるか　　　□　　□

6　健康関連指標の予測到達期間を設定してるか　　□　　□

7　どのような調子の時に測定休止するか言えるか　□　　□

＊インターネット接続可能な AT の場合＊

8　AT のデータを転送できるか　　　　　　　　　□　　□

9　AT のデータ取り込みアプリの準備はできるか　□　　□

10　AT のアプリの成績を保存することができるか　□　　□

9　アクティブトラッカーを用いた活動支援時のチェックアウト

9-2　厚生労働省による健康日本21（2次）で用いるように作成されたパンフレット

身体活動のリスクに関するスクリーニングシート

保健指導の一環として身体活動（生活活動・運動）に積極的に取り組むことを検討する際には、このスクリーニングシートを活用してください。

	チェック項目	回答	
1	医師から心臓に問題があると言われたことがありますか？ （心電図検査で「異常がある」と言われたことがある場合も含みます）	はい	いいえ
2	運動をすると息切れしたり、胸部に痛みを感じたりしますか？	はい	いいえ
3	体を動かしていない時に胸部の痛みを感じたり、脈の不整を感じたりすることがありますか？	はい	いいえ
4	「たちくらみ」や「めまい」がしたり、意識を失ったことがありますか？	はい	いいえ
5	家族に原因不明で突然亡くなった人がいますか？	はい	いいえ
6	医師から足腰に障害があると言われたことがありますか？ （脊柱管狭窄症や変形性膝関節症などと診断されたことがある場合も含みます）	はい	いいえ
7	運動をすると、足腰の痛みが悪化しますか？	はい	いいえ

【参考】Physical Activitiy Readiness Questionaire（PAR-Q）

「はい」と答えた項目が1つでもあった場合は、身体活動による代謝効果のメリットよりも身体活動に伴うリスクが上回る可能性があります。身体活動に積極的に取り組む前に、医師に相談してください。

すべて「いいえ」であった場合は、参考資料5に例示する「運動開始前のセルフチェックリスト」を確認した上で、健康づくりのための身体活動（特に運動）に取り組みましょう。

_____年____月____日

説明担当者 氏名：_____　　実践者 氏名：_____
（保健指導実施者）　　　　　　　　　　　　（保健指導対象者）

※ここでは、血糖・血圧・脂質のいずれかについて保健指導判定値以上（HDLコレステロールの場合は保健指導判定値以下）であるが受診勧奨は要しない状態の人について活用することを主に想定していますが、こうしたリスクは健診で見出されないこともあるため、健診結果に問題がない人であっても積極的に活用することが望まれます。
　なお、保健指導判定値等については、参考資料4-1や「標準的な健診・保健指導プログラム（改訂版）」を参照してください。
（注）健診結果を踏まえ、すぐに医療機関を受診する必要があると指摘された場合は、かかりつけの医師のもとで、食事や身体活動等に関する生活習慣の改善に取り組みつつ、必要に応じて薬物療法を受ける必要があります。
55

79

運動開始前のセルフチェックリスト

健康づくりのための運動に取り組むときには、体調の確認が大切です。
自分でチェックする習慣をつけましょう。

	チェック項目	回答	
1	足腰の痛みが強い	はい	いいえ
2	熱がある	はい	いいえ
3	体がだるい	はい	いいえ
4	吐き気がある、気分が悪い	はい	いいえ
5	頭痛やめまいがする	はい	いいえ
6	耳鳴りがする	はい	いいえ
7	過労気味で体調が悪い	はい	いいえ
8	睡眠不足で体調が悪い	はい	いいえ
9	食欲がない	はい	いいえ
10	二日酔いで体調が悪い	はい	いいえ
11	下痢や便秘をして腹痛がある	はい	いいえ
12	少し動いただけで息切れや動悸がする	はい	いいえ
13	咳やたんが出て、風邪気味である	はい	いいえ
14	胸が痛い	はい	いいえ
15	（夏季）熱中症警報が出ている	はい	いいえ

昭和63年度　日本体育協会「スポーツ行事の安全管理に関する研究」より引用改変

運動を始める前に
一つでも「はい」があったら、
今日の運動は中止してください。

すべて「いいえ」であれば、無理のない
範囲で※ 運動に取り組みましょう。

(注)このセルフチェックリストでは、分かりやすく
するために「運動」としていますが、生活活動(運
動以外の身体活動)の場合も、強度が強い場合
は同様の注意が必要になります。

※運動中に「きつい」と感じる場合は、運動強度が強
すぎるかもしれません。適切な運動強度を知るために
も、自分で脈拍数を確認する習慣をつけましょう。
　（例）あなたが40～50歳代で脈拍数が145拍／分以上に
　　なるようなら、その運動は強すぎる可能性があります。
※無理は禁物です。運動中に「異常かな」と感じたら、
　運動を中止し、周囲に助けを求めましょう。

＿＿＿年＿＿＿月＿＿＿日

説明担当者 氏名：＿＿＿＿＿＿＿＿＿
（保健指導実施者）

実践者 氏名：＿＿＿＿＿＿＿＿＿
（保健指導対象者）

9 アクティブトラッカーを用いた活動支援時のチェックアウト

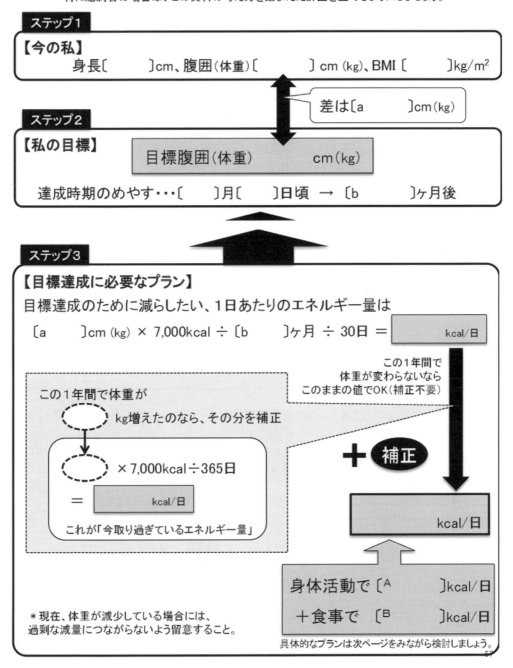

身体活動で〔A　　〕kcal/日

身体活動で消費するエネルギー

	普通歩行	速歩	水泳	自転車（軽い負荷）	ゴルフ	軽いジョギング	ランニング	テニス（シングルス）
強度(メッツ)	3.0	4.0	8.0	4.0	3.5	6.0	8.0	7.0
運動時間	10分	10分	10分	20分	60分	30分	15分	20分
運動量(メッツ・時)	0.5	0.7	1.3	1.3	3.5	3.0	2.0	2.3
体重別エネルギー消費量(単位:kcal)								
50 kgの場合	20	25	60	55	130	130	90	105
60 kgの場合	20	30	75	65	155	155	110	125
70 kgの場合	25	35	85	75	185	185	130	145
80 kgの場合	30	40	100	85	210	210	145	170

エネルギー消費量は、強度(メッツ)×時間(h)×体重(kg)の式から得られた値から安静時のエネルギー量を引いたものです。全て5kcal単位で表示しました。

＋

食事で〔B　　〕kcal/日

エネルギーコントロール
・食事量
・調理法
・菓子類
・アルコール等

食事の質のコントロール
・油　→　外食、油料理
・脂質　→　肉、魚、乳製品、油
・糖質　→　穀類、砂糖など
・食塩　→　漬物、加工食品、麺類の汁、調味料
・ビタミン、ミネラル、食物繊維　→　野菜、果物、海藻
・コレステロール、プリン体　→肉、魚、卵

食べ方のコントロール
・頻度
・タイミング
・食べる速さ　など

・地域の食習慣
・食環境
・生活スタイル　など

具体的な食行動
○食べる量を変える
○料理の組合せを変える
○調理方法を変える
○食材を変える
○味付けを変える
○間食・アルコールなどのとりかたを変える
○食事の頻度やタイミングを変える
○高頻度で影響の大きい食行動を変える

身体活動量を実際に測定するため，歩数計を使う際に標準的な方法を身に付けておくことは重要である。本章で示した厚労省による評価シートを活用した対象者への説明ができるようになっておきたい。

引用文献

1）Tudor-Locke, Catrine（June 2002）. "Taking Steps toward Increased Physical Activity: Using Pedometers To Measure and Motivate"（PDF）. President's Council on Physical Fitness and Sports Research Digest, Washington, DC.

2）Dena M. Bravata, MD, MS（November 21, 2007）. "Using Pedometers to Increase Physical Activity and Improve Health". The Journal of the American Medical Association 298（19）: 2296-304. doi: 10.1001/jama. 298. 19. 2296. PMID18029834.

3）"What is 10,000 Steps?". Accu Step 10000. Retrieved 16 March 2009.

4）Tudor-Locke C, Bassett DR Jr（2004）. "How many steps/day are enough? Pre liminary pedometer indices for public health". Sports Med 34（1）: 1-8. doi: 10.2165/00007256-200434010-00001. PMID14715035.

5）"The 10,000 steps challenge". National Health Service. 11 December 2007. Retrieved 16 March 2009.

6）Marshall SJ, Levy SS, Tudor-Locke CE *et al.*（2009）. "Translating physical activity recommendations into a pedometer-based step goal"（PDF）. *Am. J. Prev. Med.*

7）Leonardo da Vinci. Edward Mac Curdy, ed. The Notebooks of Leonardo Da Vinci. New York: Reynal & Hitchcock. p. 166. ISBN0-9737837-3-7（1938）.

8）Gibbs-Smith（1978）. Missing or empty |title=（help）

9）Wolf ML. "Thomas Jefferson, Abraham Lincoln, Louis Brande is and the Mystery of the Universe"（PDF）. Boston University Journal of Science & Technology Law1（1995）.

10）"Pedometers: Your mile age may vary". Interesting Thing of the Day. altconcepts. 14 November 2004. Retrieved 16 March 2009.

11）Wilson DL, Stanton LCJ. Thomas Jefferson Abroad. New York: Modern Library. ISBN0-679-60186-4（1996）.

12）Diersen SE & Fransworth S. "Jefferson's Inventions". University of Virginia. Retrieved 16 March 2009.

13）Catrine Tudor-Locke. Manpo Kei: The Art and Science of Step Counting. Victoria, Canada: Trafford Publishing. ISBN1-55395-481-5（2003）.

14）WRon Sutton, Mr. Pedometer, personally know all 3 people involved

15）M. Karabulut, S. Crouter, D. Bassett. "Comparison of two waist-mounted and two ankle-mounted electronic pedometers". European Journal of Applied Physiology 95（4）: 335-43. doi: 10.1007/s00421-005-0018-3. PMID16132120 (2005).

16) Susan D. Vincent, CaraL. Sidman. "Determining Measurement Errorin Digital Pedometers". Measurement in Physical Education and Exercise Science 7 (1): 19-24. doi: 10.1207/S15327841MPEE0701_2 (2003).

17) CG Ryan, PM Grant, WW Tigbe, MH Granat. "The validity and reliability of an ovelactivity monitor as a measure of walking". British Journal of Sports Medicine 40（40）: 779-784. doi: 10.1136/bjsm. 2006. 027276. PMC2564393. PMID16825270 (2006).

18) iPod nano: Fitness. Meet your new personal trainer.". Apple Inc. Retrieved August 4, 2012.

19) http://techstyles.com.au/fitbit-wireless-activity-tracker-review/sports-technology/

20) http://www.pokemon.co.jp/special/hgss/pokewalker/

21) 3DS Activity Log". 3DS Activity Log. Retrieved 27 March 2011.

22) http://www.nintendoworldreport.com/forums/index.php?topic=36664.0

23) http://www.pedometers.org/mp3-pedometer/

24) http://walking.about.com/od/Computer-Linked-Pedometers/fr/Tractivity.htm

25) http://developer.android.com/about/versions/kitkat.html#44-sensors

26) http://www.techradar.com/reviews/phones/mobile-phones/iphone-5s-1179315/review/6

27) 星川保，豊島進太郎，鬼頭伸和，松井秀治，出原鎌雄，国富猛：ペドメーター歩数と酸素摂取量との関係一中学校体育のバレーボール，サッカー，バスケットボール教材について一体育科学 14：7-14，1986.

28) 加賀谷淳子，幼児の運動生活体育の科学 221386-391，1972.

29) 北川薫，梅村義久，高見京太，石河利寛，山本高司：HRVo₂ 関係．式から推定した中学生の１日のエネルギー消費量とその問題点．体育科学 19 二 57-63，199i.

30) 日本学校保健会＝平成６年度児童・生徒の健康状態サーベイランス事業報告。日本学校保健会編．1996

31) Richmond SA, Fukuchi RK, Ezzat A, Schneider K, Schneider G, Emery CA. Are joint injury, sport activity, physical activity, obesity, oroccupational activities predictors for osteoarthritis? A systematic review. J Orthop Sports Phys Ther. 43（8）: 515-B19. 2013 Aug.

32) Umpierre D, *et al*. Physical activity advice only or structured exercise training and association with HbA1c levels in type 2 diabetes: asystematic review and meta-analysis. JAMA. 305: 1790-9. Pub Med 2011.

参考文献

1) Yoshimura N, Campbell L, Hashimoto T, *et al*: Acetabular dysplasia and

hip osteoarthritis in Britain and Japan. Br J Rheumatol. Nov; 37（11）: 1193-1197 1998.

2）Inoue K, Wicart P, Kawasaki T, *et al*: Prevalence of hip osteoarthritis and acetabular dysplasia in french and japanese adults. Rheumatology（Oxford）; 39（7）: 745-748. 2000.

3）Yoshimura N, Muraki S, Oka H, *et al*: Prevalence of knee osteoarthritis, lumbar spondylosis, and osteoporosis in Japanese men and women: the research on osteoarthritis/osteoporos is against disability study. J Bone Miner Metab; 27（5）: 620-628. 2009.

4）Muraki S, Akune T, Oka H, *et al*: Association of occupational activity with radiographic knee osteoarthritis and lumbar spondylosis in elderly patients of population-based cohorts: alarge-scale population-based study. Arthritis Rheum. 15; 61（6）: 779-86 2009 Jun.

5）Muraki S, Oka H, Akune T, *et al*: Prevalence of radiographic knee osteoarthritis and its association with knee pain in the elderly of Japanese population-based cohorts: the ROAD study. Osteoarthritis Cartilage.; 17（9）: 1137-1143 2009 Sep.

6）P. C. Heyn, K. E. Johnson, A. F. Kramer: Endurance and strength training outcomes on cognitively impaired and cognitively intactolder adults: ameta-analysis. J Nutr Health Aging.; 12（6）: 401-409 2008.

7）Agüero-Torres H, Fratiglion iL, *et al*.: Dementia is the major cause of functional dependence in the elderly: 3-year follow-up data from a population-based study. Am J Public Health. 1998; 88（10）: 1452-6.

8）Auyeung TW, KwokT, *et al*., Functional decline in cognitive impairment — the relationship between physical and cognitive function. Neuroepidemiology 2008; 31: 167-173.

9）Black SA, Rush R: Cognitive and functional decline in adults aged 75 and older. J Am Geriatr Soc 2002; 50: 1978-1986.

10）Colcombe S, Kramer AF: Fitness effects on the cognitive function of older adults; A meta-analytic study. Psychol Sei 2003; 14: 125-130.

11）Patricia Heyn, Beatriz C. Abreu, *et al*.: The effects of exercise training on elderly persons with cognitive impairment and dementia: A Meta-Analysis. Arch Phys Med Rehabil 2004; 85: 1694-1704.

12）Wang L, Larson EB, *et al*.: Performance-based physical finction and future dementia in older people. Arch Intern Med. 2006; 166: 1115-1120.

13）Williamson JD, Espeland M, *et al* : Changes in cognitive function in a randomaized trial of physical activity: results pf the lifestyle interventions and independence for elders pilot study. J. *Gerontol A Biol Sci Med Sci*; 64A: 688-694 2009.

身体活動を分析するための理論

　ここでは，身体活動を促すためのさまざまな理論があることを知っておこう。まず，心理的行動学的理論を紹介する。また人体を剛体のように考え，力学的な理論としてバイオメカニクス，人間の動作における心理，生理学と運動力学の複合要因を扱うエルゴノミクスなど種々の理論があるが，代表的なものについて知っておこう。

10-1　保健行動理論

　身体活動の定量化には，バイオメカニクスからみた人間の動作に伴う加速度を検出して記録するという加速度センサーの数値を解析することと同時に，動作の動機など心理的な態度，行為を必要とする理由を記述し，その両者の要因を明らかにしなければならない。

　ここで，動作の遂行の命令がなされる人間の感覚，知覚，認知のレベルで働き掛ける方法が保健行動理論と呼ばれる認知心理学あるいは社会心理学から求められたモデルが研究され提唱されている。

　ここでは，代表的な理論をあげる。

(1) 健康信念モデル　health belief model

　保健信念モデル，あるいはヘルスビリーフモデルとも呼ばれる。予防的保健行動の実行を予測するために開発された。かかったら大変な病気だと感じる病気の重大性と，自分はかかるかもしれないと思う病気に対する脆弱性または罹患性により病気に対する脅威が高まり，その予防行動の有益性と便宜性によって，勧められた予防行動を実行する可能性が予測できるというもの。

(2) 自己効力感モデル　self-efficacy model

　心理学者アルバート・バンデューラによって提唱された。自己に対する信頼感や有能感のことをいう。

　人がある行動を起こそうとする時，その行動を自分がどの程度うまく行えそうか，という予測の程度によって，その後の行動の生起は左右さ

れる。つまり、「自分にはここまでできる」という思いが行動を引き起こすのであり、その思いのことをバンデューラは"自己効力感"と呼んだ。

信念モデルのポイント
自己の信念
"本人にとってどう感じられるか"が重要

自己効力感の高め方
自己効力感は、主に4つの源泉によって形成されるといわれている。
1. 達成体験
　自分自身で行動して、達成できたという体験のこと。これが最も自己効力感を定着させるといわれている。
2. 代理経験
　他者が達成している様子を観察することによって、「自分にもできそうだ」と予期すること。自らが体験できる範囲は限られているため、この代理経験で得られる自己効力感の影響は大きいと考えられる。
3. 言語的説得
　達成可能性を、言語で繰り返し説得すること。しかし、言語的説得のみによる自己効力感は、容易に消失しやすいといわれている。
4. 生理的情緒的高揚
　苦手だと感じていた場面で、落ち着いていられたり、赤面や発汗がなかったりすることで、自己効力感が強められること。

上記から考えると、スモールステップの原則で達成体験を蓄積し、自己効力感を高めつつ、目標とする身近なモデルを見つけて代理的に達成

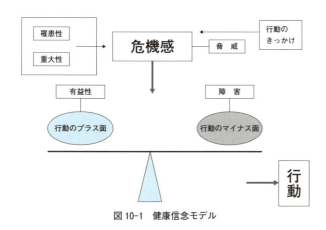

図10-1　健康信念モデル

感を経験することで，自己効力感を育てていくことができると考えられる。

> Bandura
> ・人は，ある行動が望ましい結果をもたらすと思い，その行動をうまくやることができるという自信があるときに，その行動をとる可能性が高くなる，という理論
>
> 1　ある行動がどのような結果を生み出すかという本人の判断のことを「結果期待」という
> 2　その行動をうまく行うための自分の能力に対する信念を「自己効力感」という

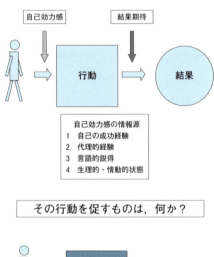

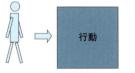

図 10-2　自己効力感モデル

(3) 変化のステージ理論

　行動変容ステージモデルとは，1980年代前半に禁煙の研究から導かれたモデルであるが，その後食事や運動をはじめ，いろいろな健康に関する行動について幅広く研究と実践が進められている。行動変容ステージモデルでは，人が行動（生活習慣）を変える場合は，無関心期 → 関心期 → 準備期 → 実行期 → 維持期 の5つのステージを通ると考える。

10 身体活動を分析するための理論

> Prochaska と DiClemente
> ・人の行動が変り，それが維持されるには5つのステージを通ると考える
>
> 1　6か月以内に行動を変える気がない時期
> 2　6か月以内に行動を変える気がある時期
> 3　1か月以内に行動を変える気がある時期
> 4　行動を変えて6か月以内の時期
> 5　行動を変えて6か月以上の時期

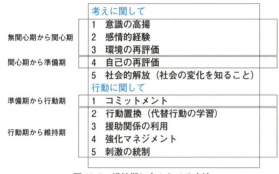

図 10-3　維持期に向かわせる方法

(4) ストレスコーピング　stress coping

ストレスの元にうまく対処しようとすること。問題焦点コーピングと情動焦点コーピングに分けられる。ストレスの元（ストレッサー）にうまく対処しようとすることを，ストレスコーピングという。ストレッサーによって過剰なストレスが慢性的にかかると心身へのさまざまな悪影響が考えられるため，健康を維持するにはうまくストレスコーピングすることが必要になる。

ストレスコーピングの方法は，大きく以下の2つに分けられる。
① 問題焦点コーピング　ストレッサーそのものに働きかけて，それ自体を変化させて解決を図ろうとすること（例：対人関係がストレッサーである場合，相手の人に直接働きかけて問題を解決する）。
② 情動焦点コーピング　ストレッサーそのものに働きかけるのではなく，それに対する考え方や感じ方を変えようとすること（例：

対人関係がストレッサーである場合，それに対する自分の考え方や感じ方を変える）。

ストレッサーそのものが対処によって変化可能な場合は問題焦点コーピングが適当で，ストレッサーが対処によっても変化可能でない場合は情動焦点コーピングが適当であると考えられる。

> **Holmes と Rahe, Lazarus と Folkman**
> ・ストレッサーとなる出来事がある期間内に多く起きるほど，健康状態に悪影響を及ぼすであろう。
> ・有害な（悪玉）ストレッサーと有効な（善玉）ストレッサーがある

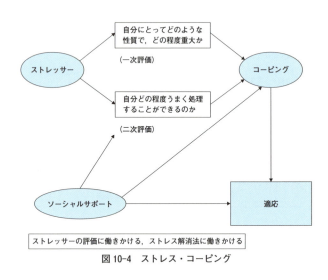

図 10-4　ストレス・コーピング

(5) ストレスマネジメント

「何らかの対処が必要な状況や変化」のことを「ストレス状況」という。対処が難しい状況において，私たちの心や身体はさまざまな反応を起こす。それが「ストレス反応」であり，自分のストレスについてよく知り，適切な対処法を実践することで，ストレスと上手につきあっていくことをいう。

自分のストレスを知り，適切に対処するには，自分のストレスを3つのパートに分けて考えるのが役に立つ。その3つとは，①ストレス状況，②ストレス反応，③人間関係（プラス，マイナス）とされる。臨床心理技法には　漸進的筋弛緩法，自律訓練法，超越瞑想法，バイオフィードバック法などがある。

10 身体活動を分析するための理論

> **ストレスマネジメント**
>
> 1 漸進的筋弛緩法
> 2 自律訓練法
> 3 超越瞑想法
> 4 バイオフィードバック法

(6) ソーシャルサポート

ソーシャルサポートとは「社会的関係の中でやりとりされる支援のこと」をいう。健康面におけるソーシャルサポートの働きとして以下のことがあげられる。

例えば，健康によい食事や運動・禁煙などを続けていく上で，家族を含めた周りの人からいろいろなサポートを受けることで，それらの行動が長続きしやすくなると考える。ストレッサーがあっても周りの人からサポートを受けることによって，そのストレッサーを前向きにとらえられるようになり，うまくストレッサーに対処（コーピング）することができるようになるとする考え方。

> **健康に関する行動**
>
> セルフケア
> 治療へのアドヒアランスへの影響
> ストレッサーの影響を和らげる働き
> 実際に受けたサポートの働き
> ソーシャルサポートを受けることができると思うことの働き

> **情緒的サポート**
> ・狭義の情緒的サポート
> ・評価的サポート
> **手段的サポート**
> ・情報的サポート
> ・道具的サポート

(7) コントロール所在

自分の健康状態をコントロールしている場所がどこにあるかを考えることを指し，大きく内的と外的に分けられる。

91

健康に関するコントロール所在とは，自分の健康状態を決めている（コントロールしている）場所がどこにあると考えるかをいう。健康に関するコントロール所在は，大きく以下の2つに分けられる。

①内的コントロール所在　　自分の健康状態は，自分の行動や努力によって決まるという考え方（自分が健康になれるかどうかをコントロールしている場所は，自分の内にあるとする考え）

②外的コントロール所在　　自分の健康状態は，他人の力や運によって決まるという考え方（自分が健康になれるかどうかをコントロールしている場所は，自分の外にあるとする考え）

　人はこのふたつの考えのどちらを強く持っているかによって，内的コントロール所在傾向の人と外的コントロール所在傾向の人に分けられる。

Rotter

・物事の結果を決める力がどこにあるかを考えるのかを示す考え方
・物事の結果が，その人自身の行動（努力）によって決まると考える場合には，結果をコントロールする力が，自分の中にあるという内的コントロール所在
・反対に，物事の結果は，自分の行動（努力）とは無関係に，自分以外のもの（他人や運）によって決まると考える場合は，結果をコントロールする力が，自分の外にあるということで，外的コントロール所在

　これらの他にも，保健行動を考察するための理論が提唱されている。クライアントの行動変容に介入する場合，指導者は指導方針の中身を理論的に説明可能な状態にすべきである。

　説明可能性を高めることは，身体活動支援において必須要因である。指導効果検証において，これらのモデルで分類可能なカテゴリーに分けられた集団の成績を評価することが可能であり，この分野の研究・臨床技術の開発につながる。

10-2　身体活動のバイオメカニクス

(1) バイオメカニクスのあらまし

　バイオメカニクスを定義すると生物学的構造における力とその効果に

関する学問である。

Bio（生体，生き物）と Mechanics（力学，力とその効果）を併せてできている。

ここで，改めて力とは何か考えてみよう。すなわち，ニュートンの運動法則における $ma=F$ であり質量（m）×加速度（a）＝力（F），の「力」である。

生物学的構造とは，人間，動物，植物，骨格，筋などを識別する形態とその中身の形態をいう。この形態が力の介入によって運動（Movement），生物学的変化，変形，足底部の圧力分布，傷害を生じる原理の追求がバイオメカニクス[*1]の理論を必要とする理由である。

特に，身体運動のバイオメカニクス（Biomechanics of Human Movement）は，研究の目的がパフォーマンスの改善，傷害予防に置かれている。パフォーマンスの改善の主な研究対象には，プロスポーツ選手，オリンピック選手，高齢者，患者があり，適用例にはトレーニング，リハビリ，運動学習，傷害予防があげられる。特に，傷害予防に関する研究には，バイオメカニクス，スポーツ技術，スポーツ工学，スポーツ用具，シューズ，サーフェス[*2]，装具との関連性がある。

バイオメカニクスと身体活動の接点は，本書の2章，3章で説明した人間の動作の加速度を検出し，行動識別することが身体活動量の測定の原点であることからわかるように，力の発生源とその伝わり方，制御の仕方の仕組みを明らかにすることが求められる点である。詳細は成書に譲り，ここでは身体活動支援の基礎として学習すべき学問であることを述べておく。

バイオメカニクスの重要な概念をいくつか示す。そこでは，人間は最低限の筋力で動いていることが，示されている。動作遂行時の力源は，筋収縮で生じる関節を動かす力（関節モーメント）と重心をくずすことによる慣性力，重力を巧みに使うバランス能力などがあげられる。特に，人間は動作の初動において，主にてこの利用を無意識に，自然に行っていることは驚きである。

人間が使う，てこの原理には3つの種類がある。まずは第1のてこ。小さな力で大きな物を動かすことができる（例としては釘抜きなど）。次に第2のてこ。支点と力点の間に作用点があり，力を発揮するには有利だが，早さ発揮するのには不利である（例としては栓抜きなど）。最後は第3のてこである。これらのてこの仕組みが適切に用いられることに

*1 バイオメカニクスとは，生物の構造や運動を力学的に探したり，その結果を応用したりすることを目的とした学問のこと。生体力学あるいは生物力学と表されることもある。

*2 サーフェスとは，スポーツ競技場の床面，コートの材質のこと。
　室内ではカーペットや，木材が用いられる。屋外では，芝などが用いられることがある。

よって，人間は効率のよい動作が遂行可能となる。

身体活動の質的分析では，筋力の程度や標準寸法について述べたが，これらの知識は，バイオメカニクスで1つにまとまるのである。

人間においててこが発揮される例を示す。

第1のてこ　　安定性
・中殿筋による片脚立位保持
・上腕三頭筋による肘関節伸展

第1のてこ　　右から「作用点，支点（荷重点），力点」

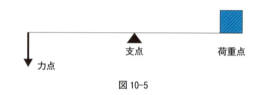

図 10-5

第2のてこ　　力の有利性
・下腿三頭筋による足関節底屈
・腕橈骨筋による肘関節屈曲

第2のてこ　　左から「力点，作用点（荷重点），支点」

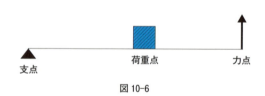

図 10-6

第3のてこ　　速さの有利性
・ハムストリングス人体で一番多い
・上腕二頭筋による肘関節屈曲

第3のてこ　　左から「作用点（荷重点），力点，支点」

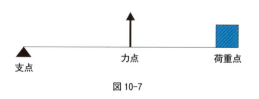

図 10-7

また、重さのある人体がある速度で動くとき、運動量が発生する。

これを式で表せば、運動量＝質量×速度（$N \cdot s$）運動の勢いを表す量となる。

10-3　運動制御を理解するために必要な神経系の働き

身体活動を作るのは、筋の収縮である。筋が適切に働くためには、筋の情報を中枢に送り、情報が統合されなければならない。求心性の情報は筋の中にある筋紡錘と腱の中にあるゴルジ腱紡錘の2種類があり、張力受容器によって脊髄に伝えている。筋が伸ばされると筋紡錘が興奮し、Ia群線維を介して脊髄から上位の中枢に信号が伝達される。この、信号が求める動きを作り出す主動筋に指令として降りてくるが、同時に相反抑制（Reciprocal inhibition）という仕組みが働かねばならない。主動筋が収縮する際に拮抗する筋が弛緩する神経機構である。例えば肘関節を屈曲させる際には上腕二頭筋が主動筋として働く。その際、上腕二頭筋が収縮しやすいように拮抗する上腕三頭筋は弛緩する。

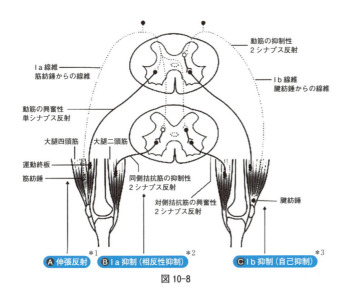

図 10-8

＊1　伸張反射とは、筋の伸張された刺激が脊髄内の運動神経に伝わることで、筋収縮が起こること。

＊2　相反性抑制（Ⅰa抑制）とは、伸張反射において動筋が収縮しやすいように、反射的にその拮抗筋が弛緩することで動きが円滑になるのが相反性抑制（Ⅰa抑制）と呼ばれるもの。

＊3　Ⅰb抑制とは、筋が極度に緊張された時、筋を保護するために腱紡錘ゴルジ腱器官が興奮してその信号がⅠb線維を通って脊髄に達し反射的に筋が弛緩するという仕組みのこと。

＊4　遠心性収縮とは、筋が力を発揮しながら、縮むのではなく、弛（ゆる）んでいくものをさす。

＊5　等尺性収縮とは、一見動きがないように見えて、筋肉だけが縮んでいくもの。

筋収縮を大きく分けると、求心性収縮、遠心性収縮[＊4]、等尺性収縮[＊5]に分けられる。

まずは一番イメージしやすい求心性収縮がある。求心性収縮とは筋肉の起始部と停止部が近づいていく収縮のことをさす。収縮力が抵抗よりも大きい場合をいう。

運動路（Cortico spinal tract） 運動路には外側皮質脊髄路，前皮質脊髄路，皮質核路，顔面神経へと接続する経路が出ている。大まかに外側皮質脊髄路と前皮質脊髄路について知っておくとよい。運動路は中心前回の一次運動路（一部は運動前野）から内包後脚を経て中脳の大脳脚に至る。

神経系のはたらきには，さらに複雑な機構があるが，詳細は成書に譲るとして，神経系が働くことで身体活動がなされていることを意識して欲しい。神経系に障害をきたすと，標準的な加速度で動作を遂行することができない。その程度を記録・追跡することが神経系の病態理解に貢献しうる。

10-4 アライメント（重心と体節の並び）

アライメントとは，重心と体節の並びのことである。まずは，左右方向（前額面）へのアライメントは背面から見ると指標として次の5つが上げられる。後頭隆起，椎骨棘突起，殿裂，両膝関節内側の中心，両内果の中心を通過する。次に側方（矢状面）から次の5つが上げられる。矢状面上では乳様突起（耳垂のやや後方），肩峰，大転子やや後方，膝関節前部，外果の前方を通過する。

身体活動においてアライメントは重要な指標である。適切な動作の加速度が発生する直前の位置は，アライメントが正常範囲にあるほど，得られた身体活動量の測定値の解釈が容易になる。また，このアライメントが正常範囲を超える状況は，高齢者や運動障害を反映するので，その位置を記録した上で，動作の加速度を測定することによって，あらゆるライフステージにある人の身体活動量の値を評価することが可能となる。

10-5 身体活動と運動学習

身体活動の支援は，好ましい行動が好ましい動作によって，クライアント自身が self-control 可能な状態が継続するように指導者が教育あるいは，情報を提供することである。健康の維持増進や生産性の向上，危険の回避など様々な目標に向かって，好ましい動作や行動を学習することが求められる。ここで学習とは運動学習を指す。運動学習の定義は，意識的に運動課題の難易度，複雑度，力の強弱など順序性のもしくは間

*アライメント

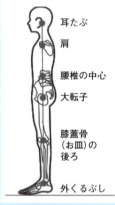

矢状面のアライメント

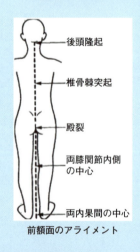

前額面のアライメント

正常な姿勢と判断する場合，これらの指標が一直線上にあると考える。

隔性，比例性を持った課題構造を動作の繰り返しによって課題遂行が可能になる動作を練習することである。

動作の記憶は，脳が担う。感覚器も動作の記憶に貢献する。時間空間の中で取りうる姿勢，四肢の位置，力の制御，視覚・聴覚・触覚・圧覚などの情報の大きさ，タイミングなどを貯蔵し利用できるように処理されている。

学習の成立の定義は，課題の成否が再現されることと定義すると，再現までの時間によって分類できる。再現までの時間は次のように保持されている。

1) 感覚記憶：msec 単位まで保持される。
2) 短期記憶：数秒から数分まで保持される。
3) 長期記憶：数日から数年，あるいは永続して保持される。

運動課題は連続課題（オープンスキル）という身体運動の始まりや終わりが明らかでない課題と不連続課題（クローズドスキル）という運動に明らかな始まりと終わりがあるものに分けることができる。

運動学習では，感覚器から得られた情報およびパフォーマンスをフィードバックとして利用する。

1) フィードバック制御：遂行中の運動制御に利用し，運動軌道を修正するものである。
2) 学習フィードバック：つぎの運動を改善するために，役立つ情報を提供するものである。

運動技能学習の3段階は以下の通りである。

1) 初期相（認知相）
　・目標と手段を理解すること（宣言的知識の獲得）。
　・フィードバックに役立てる。
2) 中間相（連合相）
　・個々の運動が系列運動へつながっていく。
　・フィードバックが重要になる。
3) 最終相（自動相）
　・手続きが自動化し，運動への注意も減少する。
　・言語が不要化される*。
　・フィードフォワードが可能になる。

練習の分類は以下の3つに分類できる。

1) 集中練習：休みなく連続的に行なう（数分〜数時間，数回〜数百

*言語の不要化とは，頭の中で言葉で考えていた知識（宣言的知識）が，何も考えずに実施できるようになること

回）。

2）分散練習：1回の練習を短く，試行回数を少なくして，練習回数を
　　　増やす。
3）心理的練習：頭の中で繰り返す，イメージトレーニング。

練習方法の分類（全体法と部分法）
1）全体法
　・課題の始めから終わりまでを通して行ない，それを反復する。
　・練習した諸部分を結合する操作がなく，能率的とされる。
2）部分法
　・課題内容を部分に分けて，順次実施する。
　・練習を実施しやすい部分に分けることができる。

学習の転移
1）転　移：以前行なった学習が，後に行なう学習に影響する。
2）正の転移：以前行なった学習が有利に働く場合。
3）負の転移：以前行なった学習が不利に働く場合。
4）両側性転移：身体の片側で行なった学習が，対側に転移すること。

運動技能の保持
1）連続課題では，学習が充分にされやすく，保持も強力とされる。
2）不連続課題では，学習に言語的要素が多くなる。
3）連続課題の学習では，記憶混成が消失しにくくなる。

　運動学習の道具として，動作の加速度情報を用いることも可能である。その活用はこれからのITの進歩に伴い，様々なものが出てくるだろう。運動学習は身体活動支援における鍵である。

10-6　身体活動のエルゴノミクス

　エルゴノミクスとは，人間の生理的・心理的な特徴をもとに，「人間にとっての使いやすさ」という観点から，機械などのあり方を研究する学問。「人間工学」と訳される。人間が扱いやすい装置の形状などを研究することで，疲れやストレスをなるべく感じずに人間が機械を扱えることを目的とする学問である。エルゴノミクスという単語はマーケティングにもよく使われており，筆記用具や椅子などを中心に，エルゴノミク

ス対応をうたう製品が数多く出回っていることはよく知られている。

　身体活動支援において，動作性（運動性疲労）疲労の回避は重要な課題であり，エルゴノミクスの知識が求められる。人間工学，人間中心設計などに詳細を譲り，本書ではエルゴノミクスを用いて身体活動を分析的に考察することが可能であることを述べるに留めておく。仮想現実なども有望な身体活動の支援において有望な技術である。

　身体活動は行動・行為の具体例でもある。行動科学の法則と根拠のあるエルゴノミクスのデータを活用し，身体活動に関する課題解決に向けて対策を立てることが肝要である。

引用文献

1) Ainsworth BE, Haskell WL, Leon AS, *et al*.: Compendium of physical activities: classification of energy costs of human physi- cal activities. *Med. Sci. Sports Exercise*, 1993, 25: 71-80.

2) 木村朗：姿勢，作業強度，時間の組み合わせに基づき一日の身体活動量を推定する方法の開発と青年集団における妥当性．理学療法学，2004，31（3）：147-154.

3) Montoye HJ : Introduction: evaluation of some measurements of physical activity and energy expenditure. *Med. Sci. Sports Exerc*, 2000, 32: 439-441.

4) McNeil BJ, Keeler E, Adelstein J: Primer on certain elements of medical decision making. *N. Engl. J. Med*, 1975, 293: 211-215.

5) Zweig MH, Broste SK, Reinhart RA: ROC curve analysis: an example showing the relationships among serum lipid and apoli- poprotein concentrations in identifying patients with coronary artery disease. *Clin. Chem*, 1992, 8: 1425-1428.

6) Zweig MH, Campbell G: Receiver-operating characteristics（ROC）plots: a fundamental evaluation tool in clinical medicine. *Clin. Chem*, 1993, 39: 561-577.

7) Christensen M: Clinical Test Evaluation. Basic Concepts. *Scand. J. Clin. Lab. Invest*, 1992, 52: 13-29.

8) 松尾収二，高橋浩：検査診断学における ROC 曲線の利用の実際．臨床病理，1994，42：585-590.

9) 木村朗，吉川卓司，大城昌平・他：三次元加速度センサーとウェーブレット解析を用いた維持期片麻痺患者の廃用リスク検出のための身体活動量推定の試み．第 21 回東海北陸理学療法学術大会誌，2005，21：175.

10) 健康・栄養情報研究会編，『第六次改定日本人の栄養所要量』，第一出版（1999），pp. 35-40.

11) Otsuki T, Maeda S, Kesen Y, *et al*.: Age-related reduction of sys- temic

arterial compliance induces excessive myocardial oxygen consumption during sub-maximal exercise. *Hypertens Res*, 2006, 29：65-73.

12) 佐藤祐造：プライマリ・ケア医のためのスポーツ障害・外傷の診かた 各スポーツ・各年齢層からみたその対応と予防―, フォーカス　スポーツと心肺機能. 治療, 2006, 88：1769-1774.

13) 草苅佳子, 佐々木誠：円背姿勢が呼吸循環反応ならびに運動耐容能に及ぼす影響. 理学療法科学, 2003, 18：187-191.

14) 加藤理, 代田浩之, 田嶋明彦ほか：運動耐容能に対する Valsartan と AmlodiPIne の併用効果についての検討. 心臓リハビリテーション, 2003, 8：82-85.

15) 志波直人, 廃用症候群を吟味する無動・不動, 低活動, 臥床の影響の理解と予防, 廃用筋萎縮への取り組み. MEDICAL REHABILITATION, 2006, 72：34-38.

16) 柳東次郎, 梅津祐一：廃用症候群を吟味する無動・不動, 低活動, 臥床の影響の理解と予防, 廃用による筋力低下のメカニズム. MEDICAL REHA-BILITATION, 2006, 72：27-33.

17) 逢坂悟郎, 飯島正平, 正木克美ほか, 虚弱高齢者に対する筋力トレーニングその効果と栄養摂取量の検討. 静脈経腸栄養, 2005, 20：49-55.

18) Kibayashi T: The effects of low-load resistance training on activ- ity of daily living of elderly individuals requiring daily life assis- tance. J Tsuru-ma, *Health Sci. Soc.*, 2007, 30: 45-57.

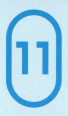

身体活動データの活用
―ピリオダイゼーション

　ピリオダイゼーションとは，オーバートレーニングや単調さを防止するとともに最終目的をより効率的で確実に達成するための期間や周期を基準にした実践配備の方法をいう。この単調さを防ぎ，蓄積疲労効果も見積もって，試合などにベストコンディションで臨ませるテクニックをいう。蓄積疲労度を練習中の全身運動で生じた加速度を代表とする身体活動量のみならず，1日のすべての加速度の測定に基づき決定し，その周期性を推定しながら，スポーツ選手の個々の状況とチームのよりベターな状況を試合当日に作り出すこともピリオダイゼーションの技術とされる。

11-1　ピリオダイゼーション

（1）ピリオダイゼーションのバリエーション
　長期的なトレーニング期間全体にわたって常に同じプログラムを継続するのではなく，トレーニング期間全体をいくつかの短期的な時期に区切って，それぞれ独自の目的達成のためにプログラム変数を変化させ，それらを全体として作用させることによって，オーバートレーニングや単調さを防止するとともに最終目的をより効率的で確実に達成するために多様性を持たせることである。

（2）トレーニングの時間構造
　ピリオダイゼーションの時期区分は，基本的には1年間または半年間を最も大きなマクロサイクルと呼ぶ全体としてとらえ，それをメゾサイクルと呼ばれる通常4週間から8週間のいくつかの時期に区分する。そして各メゾサイクルは，それぞれ1週間のミクロサイクルと呼ばれる単位から成り立つことになる。ミクロサイクルを構成する1日がトレーニング日であり，1日に通常1～3回のワークアウト（＝セッション）を行う。
　年間に大きな大会が3つあるような競技種目によっては，マクロサイ

*トレーニング期間
――――――――――
　（ある期間を設定する）

これを一定の等間隔の期間に区分けすることをピリオダイゼーションと呼ぶ。

――― ――― ――― ―――

*1年（か半年）を1単位＝マイクロサイクルと呼び，これを

⇩

――― ――― ――― ―――
12等分＝4週間にしたものをメゾサイクルと呼ぶ

1メゾサイクルを
――――――――――

⇩

― ― ― ― ― ― ―
1週間に分ける＝ミクロサイクルと呼ぶ

⇩

‐ ‐ ‐ ‐ ‐ ‐ ‐
これを1日に分け

⇩

さらに1日を3回に分ける

101

クルを1/3年としたり，後で述べるようにメゾサイクルを2週間程度の短期で区切ったり，週に2回の試合が組まれているような場合などはミクロサイクルを3日から4日にすることもある。

こうして構造化された各時期のプログラム変数を最終目標実現に向けて変化させていくのである。

(3) 時期区分

数週間から成り立つメゾサイクルをどのように区分するべきかが，そのピリオダイゼーションを最も大きく特徴づけることになる。筋力にかんして，一般的に行われている区分は次の通りである。

1) 準備期 → 試合期 → 移行期

これは，最も簡単な時期区分である。この場合，移行期にいわゆるオフシーズントレーニングとして基礎的・一般的なトレーニングを行い，準備期に専門的トレーニングを増加させ，試合期には専門的トレーニング中心で進めるというものである。

2) 準備期 → 第1移行期（転換期）→ 試合期 → 第2移行期（積極的休養）

準備期におこなった基礎的・一般的トレーニングの成果を土台として試合期に必要な専門的トレーニングを向上させる（転換させる）という考えかたである。この場合，第2移行期は積極的休養として回復にあてられる。

3) 筋肥大期 → 基礎筋力期 → 最大筋力期 → パワー期 → 維持期（またはピーキング）→ アクティブレスト期[1]

2) の準備期や第1移行期をさらに筋力に関するトレーニング課題に沿って詳細に区分したものである。最初に形態的変化を起こさせるべく筋を肥大させることを目的とした時期を設定し，ついで神経系への刺激を強めて筋力の基礎を向上させ，この段階を土台としてさらに最大筋力を向上させ，ついでスピードの要素を加味したパワーの向上を目指す。そして試合期は，リーグ戦の行われるような長期シーズンスポーツでは維持期，単発の大会でクライマックを迎える競技ではピーキングを行い，そのあとは次のシーズンに向けて積極的休養を図るというものである。

このピリオダイゼーションモデルでは筋力パワー期にはスクワットなどの特に高速で行うことを意識させないエクササイズとは別に，クリーン[2]やスナッチなどのパワー系エクササイズを行うことを前提としている。したがって，こうしたパワー系エクササイズの強度を1RMに対

*1　アクティブレストの考え方とは，ピリオダイゼーションは効果的な休息の与え方による超回復（通常の回復を上回ること）を期待する。アクティブレストの目的は積極的な休息時間（期間）を用いてトレーニング効果を高めることにある。

*2　クリーンとは，床に置いてあるバーベルなどを肩にかつぐまで持ち上げる運動のこと。

102

する 75〜90％というスクワットなどのエクササイズよりは軽めに設定して，フォームを崩さず最大パワーが発揮できる程度に設定しているのである。

各期の間に移行期として1ミクロサイクル（1週間）程度のアクティブレストまたはきわめて低負荷の回復期を置く場合もある。

4) 解剖学的適応 → 筋肥大 → 筋力 → 転換期（パワーまたは筋持久力）→ 維持期（またはピーキング）→ 移行期

筋肥大の前に解剖学的適応という時期を設定する考えかたである。関節や筋の柔軟性を高め，腱や靭帯などの結合組織を強化することを最初に行うというモデルであるが，各関節を使用するレジスタンス・トレーニング種目を最初に大きな負荷を使わずに可動範囲を広くとり，低速で数多く実施することにより柔軟性を高めることが可能となる。そのことがいきなり中・高強度を扱うことによる障害を防ぎ，より高強度のトレーニングの土台を作るためには効果的となる。転換期というのは高めた最大筋力をパワーや筋持久力に転換するという考えである。スピードや立ち上がりの要素を加味することでパワーを高めること，あるいは時間または反復回数を加味することで筋持久力を向上させる時期を設定するというのが特徴となっている。

5) ノン・リニアー

解剖学的適応，筋肥大，基礎筋力，最大筋力，筋力・パワー，筋持久力などの各時期をたんに一方向的に並べるのではなく，マクロサイクルのなかで何回も反復するという方法である。例えば解剖学的適応 → 筋肥大 → 基礎筋力 → 筋肥大 → 基礎筋力 → 最大筋力 → パワー期 → 最大筋力 → 筋持久力 → ピーキングというようにひとつの目的を持った時期を繰り返し適用する方法である。一方通行で各時期を並べる方法をリニアー・モデルというのに対して繰り返しを用いる方法をノン・リニアー・モデルという。

(4) メゾサイクルの長さ：ロング・サイクル

こうした各時期は通常数週間継続されるが，トレーニングの目的やレベルによってその長さは変化する。たとえば初心者では解剖学的適応に当てる時間を長くとる必要があり，上級者であればこの時期は1〜2週間数回のセッションで十分であろう。また，筋肥大が目的である種目やポジションでは筋肥大期を長くあるいは何回もとる必要がある。

筋肥大において成果を得るには，4週間や8週間程度では顕著な成果を得ることは難しい。したがって筋肥大期は12週間から16週間継続す

＊1RMとは，1回で最大能力を発揮する作業負荷のこと。重りを用いた場合，最大の重さを持ち上げることのできる量のこと。繰り返すとそれ以上の力が出ないことから1回最大負荷量ともいう。

ることが多い。

　最大筋力にしても高重量を継続して負荷していかなければ1RM＊を大きく増加させることは困難である。したがってこの場合も一定期間の高重量を負荷する時期を設定することになる。こうした方法はロング・サイクルと呼ばれ，各時期にじっくりとひとつの課題に集中して身体の適応を促すことになる。

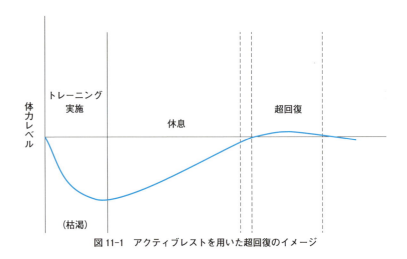

図11-1　アクティブレストを用いた超回復のイメージ

(5) メゾサイクルの長さ：ショート・サイクルとハーフ・メゾサイクル

　最近，2種類の論拠からこうしたロング・サイクルとは異なるショート・サイクルと呼ばれる方法が用いられ始めている。

1) ショート・サイクル

　筋肥大を最も刺激する12～8RM程度の強度や，筋力向上に最も頻繁に用いられる5～8RM程度のトレーニングを6～8週間程度継続するといわゆる速筋線維であるタイプⅡB線維が減少しタイプⅡA化するが，トレーニングを中断するとまたタイプⅡBに戻るという研究データがある。このことは，高強度レジスタンス・トレーニングによっても有酸素トレーニング実施のような「遅筋化」（タイプⅠへの移行はない）が進行することを意味する。したがって爆発的筋力やパワー発揮が重視される競技のコーチの中には，長期間の筋肥大や最大筋力トレーニングを嫌う場合もある。その場合はこうした時期を長期化させず2～4週間程度に抑え，その直後に軽量・高速のハイパワーを強調する時期を長めに設定し，これを反復するという方法がとられている。

11 身体活動データの活用—ピリオダイゼーション

2) ハーフ・メゾサイクル

筋肥大や最大筋力を冬から春先に実施し，本番のシーズンが秋という場合にパワー系のトレーニングを行っていても形態や最大筋力に陰りが感じられるということがある。また，筋力だけではなく，スピードや持久力など複数のコンディショニング要素のピーキングが必要である場合にひとつひとつの要素に集中して順番にトレーニングしていたのでは，長期的なマクロサイクルでは最初に行った要素が低下することがある。そこで，重要な要素については，完全に止めてしまうことをせず，メインとなる要素を強調しつつも他の要素を低いレベルでも維持できるように並行してトレーニングし，通常よりも短期でそれを反復する方法である。

(6) 週内変動型モデル

筋肥大，最大筋力，パワーあるいは爆発的筋力はそれぞれの目的に応じて最適な強度（1RMに対する割合またはRM）がある程度定まっている。したがってロングサイクルやショートサイクルでのトレーニングではそれらを長短の差や反復の有無はあるが，メゾサイクルのレベルで一定期間継続して作用させるという方法をとる。しかし，このモデルはミクロサイクルのレベルでこうした異なる強度を反復する。

例えば，月曜は10～12RM，水曜は6～8RM，そして金曜は2～4RMという具合である。これによって，リニアー方式で10～12RM → 6～8RM → 2～4RMという段階を踏むよりも最大筋力の向上率が大きいという研究報告や，大学ラグビー部がこの方式をシーズン中に取り入れることによってシーズン中にも筋肥大と1RMを向上させたという実践報告もある。

ツアーを行うテニスやゴルフのプロフェッショナルあるいは大会続きでシーズンオフがほとんどない強豪チームなどでも，こうした週内変動モデルをほとんど年間通して行っている例もある。

(7) メゾサイクル内の強度と量の変動パターン

週内変動型を除いて各メゾサイクルにおいてはそれぞれの目的のもとに強度と量の適切な範囲が決まるが，数週間というメゾサイクルを通して常に同じ強度と量を継続していくことは適切ではない。週数回のワークアウトにおいて何週間も同じ強度と量の組み合わせのまま，例えば実際に使用する重量を徐々に高め，セット数を増やしていくことはオーバートレーニングに陥る可能性を高くする。また，心理的にも単調となり

105

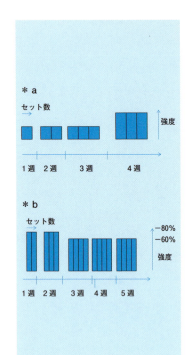

やる気が低下する危険性がある。

そこで，メゾサイクル内において強度と量を変動させる必要が生じる。強度を強・中・弱で，量を多・並・少で示すとともに，セット数/RM数で標準的な変動パターンを例示した*。aは初心者の筋肥大期の例，bは上級者の最大筋力期の例である。前者では，セット数を段階的に上げ，強度を最終週で上げている。後者では強度を前半の2週間は8RM，続く2週間は6RMと上げる一方で，セット数は1週間ごとに4セットと3セットを繰り返し，変化を与えるとともに強度の上昇に対するスムーズな適応を促進するように配慮されている。

このように，メゾサイクル全体を通して基本的な狙いは1つであってもミクロサイクルレベルで強度と量を変化させることができる。週内変動型モデルを採用するとしても，オーバートレーニングを防ぎ，単調さを克服するためには各週ごとにそれぞれの目的とする範囲内で強度や量は変動させるべきであると考える。

(8) 日内変動パターン

強度と量はミクロサイクル内においても変化させることが効果的であることがいくつかの研究や実践で確かめられている。

例えば最大筋力向上を狙いとして週3日，基本的な強度と量のコンセプトを3セット×6RMでトレーニングを行う場合，それぞれの日と強・中・弱というように区別し，次のように変動させるのである。

① 強の日…1セット目から6RMのウエイトをセットし各セットで最大回数あげる。
② 中の日…強の日に用いた6RMの95%をセットし各セットで最大回数あげる。
③ 弱の日…強の日に用いた6RMの90%をセットし各セットで最大回数あげる。

また，次のような方法も可能である。これは4セット×10RMの例。各セット全て10RMで行うのではなく，セットごとに強度を変える。

① 強の日…10RMの90%，95%，100%，100%
② 中の日…10RMの85%，90%，95%，100%
③ 弱の日…4セットとも10RM可能な重さを用いる

(9) 変化させるべきプログラム変数

ピリオダイゼーションで変化させるべきプログラム変数は，これまでの研究や文献では強度と量に限定されることが多かった。しかし，変化

させるべきものはプログラム変数の全てであると言ってよい。種目選択，種目を実施する順序，休息時間，動作速度や具体的なエクササイズの実施の詳細，他のトレーニングとの関係などを各期の目的に応じて変化させるのである。

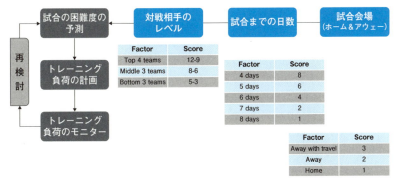

図11-2　シーズン中のトレーニング負荷をいかにコントロールするか？
Kelly and Coutts（2007）

① あらかじめ困難度を想定する。
② トータルポイントでトレーニングスケジュールの予測を立てる
③ セッションRPEで週ごとのTRIMP*を計画
④ その週末の試合の厳しさとその週のトレーニング負荷の調整
⑤ TRIMPを普段実施しているエクササイズごとに決定する
⑥ 負荷の強度と量，密度，複雑性，危険度・認知領域，代謝領域（エネルギー），神経・筋領域（コントロール）・心拍数，密度，対人数，広さ（距離）・実施しているエクササイズを列挙し，ポイントを決定する，または，実施しているエクササイズを客観的に分析する

ピリオダイゼーションは身体活動学のスポーツ分野，さらには企業幹部の健康経営支援への応用の1つであり，今後ますますデータ解析技術とともに発展するであろう。新しい概念であるが，急速に商用スポーツ分野等で利用され始めている。注目して知識の更新をはかっていきたい。

参考文献
1) ティモ・ヤンコフスキ著（フットボールウィークリー編集部訳），『日本人に教えたい戦術的ピリオダイゼーション入門』．東邦出版（2016）．
2) 魚住廣信．マトヴェーエフ理論に基づくトップアスリートの育て方―ピリ

＊ TRIMPとは，Training Impulseのことで，心拍数ベースのトレーニング量を定量化するための方法。
TRIMP値は
　トレーニング時間（分）×平均心拍数（bpm）
を基本とする式から得られる。
　この数値を監視していくことで一定期間のトレーニング量を評価していくことができる。
　この値を超えると，翌々日に身体疲労が生じるなどの予測に使える身体活動支援において有力なものの1つ。

オダイゼーションの本質を理解する. NAP. 2010.

3）ピリオダイゼーション. S&C スポーツ科学計測テクノロジー.
http://www.sandcplanning.com/article/15054159.html（2017.9）

4）Daniel S. Lorenz, Michael P. Reiman, John C. Walker, Periodization-Current Review and Suggested Implementation for Athletic Rehabilitation-. *Sports Health*. 2010 Nov; 2（6）: 509–518.
doi: 10.1177/1941738110375910

5）Harries SK1, Lubans DR, Callister R. Systematic review and meta-analysis of linear and undulating periodized resistance training programs on muscular strength. *J Strength Cond Res*. 2015 Apr; 29（4）: 1113–25

6）Hartmann H1, Wirth K2, Keiner M3, Mickel C2, Sander A4, Szilvas E2. Short-term Periodization Models : Effects on Strength and Speed-strength Performance. *Sports Med.*, 2015 Oct; 45（10）: 1373–86.

7）Apel JM1, Lacey RM, Kell RT. A comparison of traditional and weekly undulating periodized strength training programs with total volume and intensity equated. *J Strength Cond Res*. 2011 Mar; 25（3）: 694–703.

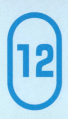

身体活動と栄養のヘルスリテラシー

　身体活動を行うには，栄養が必要である。そして，適切な栄養摂取と身体活動の維持には健康教育が欠かせない。
　健康教育において，ヘルスリテラシー（health literacy）は必須の概念である。身体活動を支えるヘルスリテラシーについて述べる。

12-1　ヘルスリテラシー

(1) ヘルスリテラシーとは

　健康面での適切な意思決定に必要な基本的健康情報やサービスを調べ，入手，理解し，効果的に利用する個人的能力の程度を意味する。医療リテラシーとも称される。
　健康情報を入手し，理解し，評価し，活用するための知識，意欲，能力のことであり，それによって，日常生活におけるヘルスケア，疾病予防，ヘルスプロモーションについて判断したり意思決定をしたりして，生涯を通じて生活の質を維持・向上させることができる。ヘルスケア，疾病予防，ヘルスプロモーションの3つの領域で用いられる。
　ヘルスリテラシーの測定の始まりは，アメリカでリテラシー（識字能力）を測定するために開発された。これは読み書きだけに限ったものではなく，「読み書きそろばん」というように，数値を理解したり計算ができたりする数的な能力も含まれる。数的な能力は，リテラシーの一部であるが，それと区別する場合は，ニュメラシー（numeracy）と呼ばれている。ナンバー（number）とリテラシー（literacy）という2つの単語を組み合わせた造語で数に関するリテラシーを意味する。この能力の測定方法も多くの研究がある。

(2) ヘルスリテラシーの具体例としてのアイスクリームテスト　　（NEWEST VITAL SIGN　NVSスコア）

　図12-1のようなアイスクリームの裏ブタに書かれている栄養成分表を患者に見せ，6つの質問を行う。この回答の正誤からニュメラシーを判定するものである。

表 12-1

栄養成分	
サービングサイズ	½
（このサイズ）	
1 コンテナに含まれる数	4
サービングの量	
カロリー　250 kcal	
脂肪　120 kcal	
総脂質　13 g	20 %DV
飽和脂肪酸　9 g	40 %
コレステロール　28 mg	12 %
塩分　55 mg	2 %
総炭水化物　30 g	12 %
食物繊維　2 g	
砂糖　23 g	
タンパク質　4 g	8 %

DV とは 2000 kcal を 1 日の栄養所要量とした時の各
栄養分の比率のこと

【問　題】

1. コンテナ内のすべてのアイスクリームを消費する場合，消費した
カロリーの量はいくつですか？
答：唯一の正解は 1,000（著者捕捉　コンテナには 4 つのカップが
ある，1 カップあたり 250 kcal だから 1000 kcal）

2. 軽食として 60 グラムの炭水化物を消費することが許されている場
合，どのくらいの量のアイスクリームを食べることができますか？
答：以下のいずれも正しい：1 カップ（または 1 杯まで），パッケー
ジの半分

3. 医師は食事中の飽和脂肪量を減らすようにアドバイスします。あ
なたは通常，1 日あたり 42 グラムの飽和脂肪を消費します。アイス
クリームの使用をやめると，何グラムの脂肪を毎日消費することに
なりますか？
答：33 グラムだけが正しい。

4. 通常，1 日に 2,500 kcal を消費する場合，このアイスクリームを食
べるとカロリーの何％になりますか？
答：唯一の正解は 10％

これらに続き，次の課題を読む：

110

次の物質にアレルギーがあると想像してください：ペニシリン，ピーナッツ

（ピーナッツ），ラテックス手袋，ハチの刺さされたこと，があります。

5. このアイスクリームを食べても安全ですか？
　答：いいえ
6. （質問5に「いいえ」と答えた場合にのみ質問してください）：どうしてですか？
　答：それはピーナッツオイルが含まれているため。

正答ごとに1ポイント（最大6ポイント）を与えて得点する。

0～1のスコアは，限られたリテラシーの高い可能性（50％以上）を示す。

2～3のスコアは，リテラシーが限られている可能性を示す。

4～6のスコアは，ほとんど常に適切な識字率を示す。

NVSスコアをバイタルサインとともに患者の医療記録に記録する。

この能力に応じて，説明書や説明を適切に行うことが重要である。

（3）ヒューリスティックとは（注意の選択の怖さ，健康教育が必要な理由）

わたしたちは，いくつかの判断材料がそろうと，それを基に「～だから，～だろう」と推論をする癖がある。

そうした類推を「ヒューリスティック（heuristic 自動思考）」*と言う。それはわたしたちが日々，多数の事柄を扱い判断していく必要上生まれたものである。どんな人も毎日どこかでヒューリスティックをしていることを免れない。実務経験豊かな，「自分は判断力がある」「自分は人をみる目がある」と自信のある人ほど，日常的にヒューリスティックを使っている。

心理学的には，必ず正しい答えを導けるわけではないが，ある程度のレベルで正解に近い解を得ることができる方法，という説明がなされている。ヒューリスティックでは，答えの精度が保証されない代わりに，答に至るまでの時間が短いという特徴がある。

*ヒューリスティックの具体例として，ゴリラバスケットという動画がある。バスケット選手のユニフォームを黒と白にわけておき，白いユニフォームを着た選手のパスの回数を答えさせる。正確に回数を回答した者に，「では，不審なゴリラが横ぎったことに気付いたか？」と聞くと，ほとんどの者が「いいえ」と答える。選択的注意によって，全ての与えられた情報が処理されないことがわかる。

(4) ヘルスリテラシーと公衆衛生学におけるアウトカムの関係

WHO 関連の文書の中で，「ヘルスリテラシー」が示されたのは，1997年7月にジャカルタで開催された第4回 International Conference on Health Promotion — New Players for a New Era : Leading Health Promotion into the 21st Century —に，資料文書として提出された新版の『健康増進用語解』である。そこで「ヘルスリテラシー」は，Nutbeam によって次のように定義された。「良き健康を増進し，維持する仕方で，情報へのアクセスを獲得し，理解し，使用するための個人の動機と能力を規定する，認知的，社会的技能を表わす」とされ，「ヘルスリテラシーは，個人のライフスタイルと生活の諸条件を変えることによって，個人の健康とコミュニティの健康を改善する行動をとるために，知識，個人の技能および自信の水準の達成を含意する」から，「ヘルスリテラシーはエンパワーメントにとって枢要である」とされた。

健康の維持，増進のためのプロモーションに欠かすことのできない要因として位置づけられた。当然，公衆衛生活動におけるアウトカムに組み入れられ，ヘルスリテラシーの測定，教育介入効果の把握，方法の開発という PDCA が公衆衛生にとって重要なものとして重要性が増している。栄養に限らず，適切な身体活動量の在り方，情報の発信と受信を社会の中に伝えることも必要である。

12-2 身体活動を支える栄養

食事から体内に取り入れられた栄養素は，燃料と組成の役割を負う。糖質と脂質は燃焼の材料に，たんぱく質は筋肉の材料となる。

近年，栄養学の進展により，運動と栄養の関係が明らかになってきている。

炭水化物，脂質，たんぱく質，ビタミン，ミネラル，水分について知っておくべきことを整理しておこう。

(1) 身体活動と炭水化物

炭水化物（糖質）＝エネルギー源

スポーツをするためにエネルギーは必要だが，個人の体格，トレーニング強度や時間などによって異なるため，一概に基準を示すことはできない。エネルギー消費量にあわせて摂取することになる。

また，炭水化物からのエネルギーと脂肪からのエネルギーの比率に気

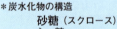

*炭水化物の構造
砂糖（スクロース）
ショ糖 ＝
グルコース
＋
フルクトース
＝
二糖類

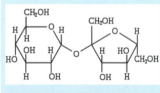

グルコース　　フルクトース
（ブドウ糖）　　（果糖）

をつけることが大切である。炭水化物からのエネルギーが全体のエネルギーの55〜60%，脂肪からのエネルギーが25%（成長期や消費エネルギーが3500 kcal以上の場合は30%）が目安となる。

運動強度が強くなると糖質からのエネルギーに依存することが知られている。しかし，身体に蓄えられる糖質は1%程度しかないので，常に食事からの摂取が必要となる。

たとえば，摂取エネルギーが，2,500 kcal（女性選手など）の場合，食パン1枚と普通茶碗3.5杯くらい，3,500 kcal（男性選手など）では食パン2枚と普通茶碗5杯くらいになる。

グリコーゲンローディングをスポーツ選手はよく行うが，これは糖質をより多く摂取し，脂肪を減らす食事である。これにより筋肉中のグリコーゲン量が増える。

枯渇した筋肉グリコーゲンを回復するには半日以上かかる。こまめに糖質を摂るべきである。運動直後に糖質を摂取することと同時にクエン酸（柑橘系果物に多い）を摂ることで筋肉グリコーゲンの回復はより早くなる。

筋肉グリコーゲンが枯渇した状態で運動をすると，筋肉など体たんぱく質が分解される。筋肉グリコーゲンが枯渇しないように食事で糖質を摂るべきである。

脂質からエネルギーを作り出すときに糖質は欠かせない

(2) 身体活動と脂質

脂質＝エネルギー源

糖質に比べ，脂質は消化吸収速度が遅いので摂取タイミングが重要。脂質は1日の前半にウエイトを置くようにし，とり過ぎないようすべきとされる。

逆に，持久系で長時間の走りこみなどによって消費エネルギーが増加したにもかかわらず，たくさん食事を摂れない場合は，脂肪の摂取により効率的にエネルギーが補充できる。

(3) 身体活動とたんぱく質

たんぱく質＝身体をつくる

スポーツでは，競技特性にあわせて体を作るが，それにはトレーニングとともに，たんぱく質の摂取が必要である。絶えず身体は食事からア

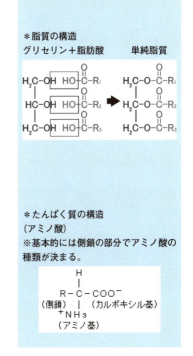

＊脂質の構造
グリセリン＋脂肪酸　　単純脂質

＊たんぱく質の構造
（アミノ酸）
※基本的には側鎖の部分でアミノ酸の種類が決まる。

ミノ酸を摂取し，これが細胞の中でたんぱく質を一定に保つために合成（同化）され，運動に必要な筋収縮に応じて分解（異化）されるというサイクルを繰り返している。この仕組みによって筋量が一定に保たれている。

たんぱく質の摂取量の目安として，体重1kgあたり1.5～2g程度となる。たとえば，体重60kgの人ならたんぱく質は120g程度となる。これを単純に食品に換算すると，ステーキ肉（一人前150g）5～6人前となる。また，たとえ一回の食事ですべて食べたとしても，体内で一度に処理できるたんぱく質量にも限界がある。つまり，少なくとも1日3回以上の食事回数が必要となる。

トレーニングにより破壊された筋肉はトレーニング終了後に過剰修復作用をうける。これによって筋肉は増大する。このタイミングにあわせ，筋肉の形成に必要なたんぱく質を摂取するのが望ましい。また，特に成長期においては睡眠中も，成長ホルモンの分泌増加に伴い，体を作る時間帯となる。しかし，タイミングにあわせてサプリメントを…と考える前に，まず食事からのたんぱく質量が充たされていることを確認すべきであろう。

トレーニング後に，たんぱく質のみでなく炭水化物も同時に摂取することで，筋肉の増強をさらに助けるといわれている。

たんぱく質を構成するアミノ酸のひとつに分岐鎖アミノ酸（バリン，ロイシン，イソロイシン）がある。分岐鎖アミノ酸が多いと筋肉たんぱく質分解抑制，グリコーゲン節約，運動中疲労感の軽減などの効果が期待できる。ロイシンがアミノ酸を細胞に取り込む際のスイッチになっているという説もある。このアミノ酸は植物性食品に比べ動物性食品に多く含まれている。

(4) 身体活動とビタミン
ビタミン＝からだの調子を整える

各種ビタミンは体の調子を整える役目がある。ビタミンだけ摂取しても，直接パフォーマンスを向上させるわけではない。たんぱく質，糖質などとともに摂取することで初めてビタミンとしての働きができる。

ビタミンには水に溶けるビタミン（水溶性ビタミン）と脂肪に溶ける（脂溶性ビタミン）に分けられる。

水溶性ビタミンにはビタミンB群やビタミンCがある。ビタミンB群（ビタミンB_1・B_2，ナイアシン，B_6，パントテン酸，葉酸など）は，

＊ビタミンの構造（例）

ビタミン B_1

ビタミン B_2

ビタミン C

炭水化物，脂肪，たんぱく質を体内で利用するときに必須となる。どのビタミンが欠けても代謝に影響が出てくる。ビタミンＣはビタミンＡ，ビタミンＥとともに抗酸化作用をする他に，コラーゲン生成，免疫力の向上，ストレスの軽減，鉄の吸収促進などさまざまな役割がある。

例）ビタミンB_1…豚肉，うなぎ，野菜などに多く含まれる。

例）ビタミンB_2…レバー，肉類，うなぎ，納豆などに多く含まれる。

水溶性ビタミンは一度にたくさん摂り過ぎても尿中に排泄されてしまうので，こまめに毎回の食事で摂ることが大切。トレーニングや試合の1～2時間前の摂取がよいとされる。水溶性ビタミンについては，体内で利用できなかった分は尿として排泄されるので，摂り過ぎについてはあまり心配はいらない。しかし，脂溶性ビタミンは尿などの水に溶けないため体内に蓄積し，害をもたらす危険性がある。

ビタミンＡとビタミンＤに過剰症状が認められている。通常の食事ではよほどの偏りがなければ問題はないが，サプリメントの乱用で起きる可能性がある。

例）ビタミンＡ…緑黄色野菜などに多く含まれ，主に目の機能保持に働く。

例）ビタミンＤ…きのこ類，魚類に多く含まれ，カルシウムの吸収を促進する。

(5) 身体活動とミネラル

ミネラル＝からだの調子を整える

ミネラル（無機質）はビタミンと同様に食事から摂取しなくてはならない栄養素。骨や歯の形成，筋肉や神経の機能の維持，酵素の働きを円滑にするなど，微量ながらさまざまな役割を持ち，生命維持にはなくてはならない。

カルシウムとマグネシウムは骨形成や正常血圧維持，筋肉の収縮に働く。どちらも重要な栄養素で，不足しないようにすることは大切だが，カルシウム摂取だけが過剰になるとマグネシウムの損失量が増える。それによって痙攣，疲労回復遅延などが起こる。カルシウムとマグネシウムの摂取割合は2：1程度がよいとされる。マグネシウムは野菜，果物，赤身の肉，魚などに多く含まれる。

鉄は酸素運搬やエネルギー産生にかかわるヘモグロビン，ミオグロビン，チトクロームに含まれる。鉄は最も吸収率の低い栄養素で，多く含む食品にも偏りがあるので，赤身の肉，魚，シジミ，ひじき，ほうれん

＊ナトリウム，塩をめぐる人類の歴史
古代，塩は食料の保存に欠かせなかったことから，食の鍵であった。しかし食料の保存技術（冷蔵庫）の普及は，塩を保存料としての役割から高血圧の原因となる生活習慣病の引き金になりうる存在として健康と対峙させたといえる。身体活動に伴う発汗は，塩分補給を必要とする事象であり，身体活動に対する最適な補給方法の研究も重要なテーマの1つといえる。

草など緑の野菜を摂る。

　亜鉛は細胞分裂や再生に働く。亜鉛が不足するとタンパク質合成が低下する。たとえば成長期に亜鉛が不足すると成長が滞ることもある。また，傷の修復も遅れる。亜鉛は吸収率があまり高くなく，他の栄養素によって阻害されやすいので不足が起きる場合もある。カルシウムの過剰摂取により阻害されることも知られている。牡蠣，玄米，もも肉などに多く含まれる。

　ナトリウムとカリウムはそれぞれ細胞の外と内に存在して，最適な水分バランスを保っている。このバランスが保たれていることで筋肉への神経伝達，物質代謝がスムーズになる。発汗などによって，これらが損失すると，筋肉の痙攣などを引き起こす。カリウムは生野菜，果物に多く含まれる。ナトリウムは通常の食事で不足することはないが，大量に汗をかいたときは気をつけねばならない。

(6) 身体活動と水分

水分＝物質の運搬，体温調節など

　水分は体重の60%程度を占める。栄養素・老廃物の運搬，消化液・ホルモンの分泌，浸透圧の調節，体温の保持調節などさまざまな働きがある。

　体重の2%の水分が喪失すると競技能力は低下する。体重の3%の喪失で反射的な運動が明らかに低下する。水分の消失（脱水）で血液の粘性が上昇し血栓ができやすくなり，酸素運搬能力が低下する。

　のどが渇いてから水分を補給しても遅いので，競技中は15分ごとに100〜200 mLをめやすに水分を摂取したほうがよい。水分を補充しないで運動をすると，体温が著しく上昇して危険となる。

　エネルギーの補充もかねて糖質などを加えて摂取するときは，濃度を2〜6%にすべきである。濃度が高いと水分吸収が阻害される。あまり冷たすぎると，腸が痙攣を起こすので10℃前後にして飲むとよいとされる。

　最後に，栄養そして調理方法を含めた食事の効用や時に健康に対する副作用を含めた栄養の摂取とエネルギーの消費に加え，生理学的機能の維持に役立つ身体活動の交互作用が健康長寿と関連する可能性がある。ヘルスリテラシーとともに，身体活動の健康における原理と意義を健康

教育のカテゴリーに含めて研究・教育することはより良く生きること（ウェルビーイング）の本質を考える上で重要な課題である。

参考文献

1) Nutbeam D. Building health literacy in Australia. *Med. J. Aust.* 2009 Nov 16; 191（10）: 525-6.

2) Protheroe J, Nutbeam D, Rowlands G. Health literacy: a necessity for increasing participation in health care. *Br. J. Gen. Pract.*, 2009 Oct; 59（567）: 721-3

3) Renkert S, Nutbeam D. Opportunities to improve maternal health literacy through antenatal education: an exploratory study. Health Promot Int. 2001 Dec; 16（4）: 381-8.

4) Brooks C, Ballinger C, Nutbeam D, Adams J. The importance of building trust and tailoring interactions when meeting older adults' health literacy needs. Disabil Rehabil. 2017 Nov; 39（23）: 2428-2435

5) Smith SK, Nutbeam D, McCaffery KJ. Insights into the concept and measurement of health literacy from a study of shared decision-making in a low literacy population. *J. Health Psychol.*, 2013 Aug; 18（8）: 1011-22.

6) Rowlands G, Nutbeam D. Health literacy and the 'inverse information law'. *Br. J. Gen. Pract.* 2013 Mar; 63（608）: 120-1.

7) Chinn D. Critical health literacy: a review and critical analysis. *Soc. Sci. Med.*, 2011 Jul; 73（1）: 60-7.

8) Plummer LC, Chalmers KA. Health literacy and physical activity in women diagnosed with breast cancer. *Psychooncology.* 2016 Nov 16.

9) Brooks C, Ballinger C, Nutbeam D, Adams J. The importance of building trust and tailoring interactions when meeting older adults' health literacy needs. Disabil Rehabil. 2017 Nov; 39（23）: 2428-2435.

10) Rowsell A, Muller I, Murray E, Little P, Byrne CD, Ganahl K, Müller G, Gibney S, Lyles CR, Lucas A, Nutbeam D, Yardley L. Views of People With High and Low Levels of Health Literacy About a Digital Intervention to Promote Physical Activity for Diabetes: A Qualitative Study in Five Countries. *J. Med. Internet Res.* 2015 Oct 12; 17（10）: e230.

付録1　万歩計の正しい使い方！

1　万歩計を手にしたら（未開封の場合）YAMASA　MP-300 を例に本体と付属品を確認する。

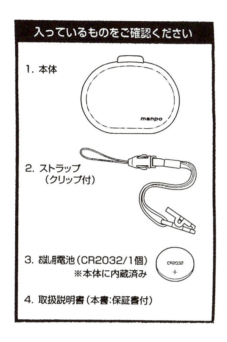

2　本体の設定用ボタン等を確認する（名称など覚える必要はないことをクライアントに指導する）。

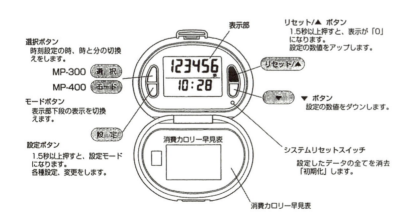

119

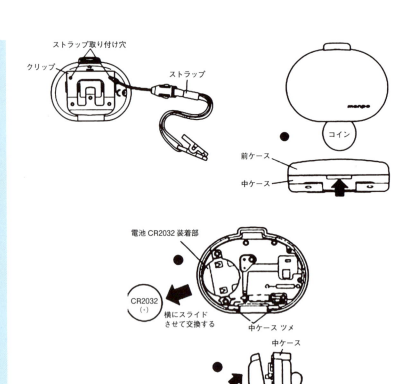

3 装着前の確認事項を確認させる。

表示を見るとき、ボタンを押すときには、前/中ケースと後ケースを図のように開けてください。

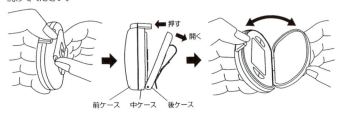

付録1　万歩計の正しい使い方！

4　表示の設定方法

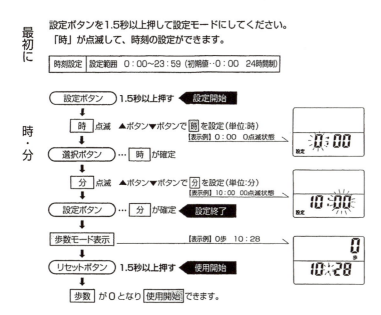

5　モードの説明方法

各種モードの説明

設定が終わると、歩数モード表示になります。
本体をズボンのベルトなどに正しく装着してください。（装着方法参照）
リセットボタンを1.5秒以上押して歩数を0にしてから歩行を開始してください。

●**歩数モード**
　上段に歩いた歩数（歩）、下段に時計（現在時刻）を表示します。
　【表示例】123456歩　午前10時28分

●**歩行時間モード（MP-400のみ）**
　上段に歩いた歩数（歩）、下段に歩いた時間（H=時、M=分）を
　表示します。
　【表示例】123456歩　16時間34分

●**歩行距離モード（MP-400のみ）**
　上段に歩いた歩数（歩）、下段に歩いた距離（km）を表示します。
　【表示例】123456歩　74.07km

■**データを「0」にするには**■
　どのモードからでもリセット/▲ボタンを1.5秒以上押すと表示
　が「0」になります。

121

6　装着方法と位置

骨盤のななめ前方に位置するようにベルトに挟むか，ベルトに代わるスカートやスラックスの淵に引っ掛ける。

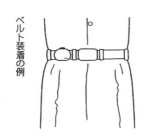
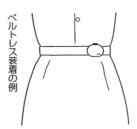

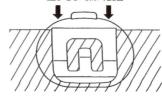

7　記録とリセット

1日の歩数を記録したら，表示をリセットして，次の測定に備える（1日ごとの記録をカレンダーに書き込むように指導する）。

システムリセットについて

◇電池交換後や設定したデータを全て消したい場合、または表示画面が乱れたりスイッチ操作ができなくなった場合にご使用ください。

◇システムリセットスイッチを押すと設定した内容（時刻など）の全てが消去され初期設定値にもどりますので必ず再設定してください。電池を外した場合も同様です。

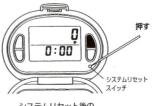

システムリセット後の表示（0時00分、0歩）

8　注意事項

装着位置が正しくつけられているかチェックする。

122

付録2　身体活動量測定ツールの使い方

1　IPAQ　国際標準化身体活動質問票
Short, usual, self-administered

　以下の質問は，みなさまが日常生活の中でどのように身体活動を行っているか（どのように体を動かしているか）を調べるものです。平均的な1週間を考えた場合，あなたが1日にどのくらいの時間，体を動かしているのかをお尋ねしていきます。身体活動（体を動かすこと）とは，仕事での活動，通勤や買い物などいろいろな場所への移動，家事や庭仕事，余暇時間の運動やレジャーなどのすべての身体的な活動を含んでいることに留意して下さい。

　回答にあたっては以下の点にご注意下さい。
◆強い身体活動とは，身体的にきついと感じるような，かなり呼吸が乱れるような活動を意味します。
◆中等度の身体活動とは，身体的にやや負荷がかかり，少し息がはずむような活動を意味します。

　以下の質問では，1回につき少なくとも10分間以上続けて行う身体活動についてのみ考えて，お答え下さい。

［質問1a］平均的な1週間では，強い身体活動（重い荷物の運搬，自転車で坂道を上ること，ジョギング，テニスのシングルスなど）を行う日は何日ありますか？
　□週日
　□ない（→質問2aへ）
［質問1b］強い身体活動を行う日は，通常，1日合計してどのくらいの時間そのような活動を行いますか？
　　1日　　　時間　　　分
［質問2a］平均的な1週間では，中等度の身体活動（軽い荷物の運搬，子供との鬼ごっこ，ゆっくり泳ぐこと，テニスのダブルス，カートを使わないゴルフなど）を行う日は何日ありますか？歩行やウォーキングは含めないでお答え下さい。
　□週日
　□ない（→質問3aへ）
［質問2b］中等度の身体活動を行う日には，通常，1日合計してどのくらいの

時間そのような活動を行いますか？

　　時間　　分

［質問3a］平均的な1週間では，10分間以上続けて歩くことは何日ありますか？ここで，歩くとは仕事や日常生活で歩くこと，ある場所からある場所へ移動すること，あるいは趣味や運動としてのウォーキング，散歩など，全てを含みます。

　　□週日

　　□ない（→質問3aへ）

［質問3b］そのような日には，通常，1日合計してどのくらいの時間歩きますか？

　　時間　　分

［質問4］最後の質問は，毎日座ったり寝転んだりして過ごしている時間（仕事中，自宅で，勉強中，余暇時間など）についてです。すなわち，机に向かったり，友人とおしゃべりをしたり，読書をしたり，座ったり，寝転んでテレビを見たり，といった全ての時間を含みます。なお，睡眠時間は含めないで下さい。

　　平日には，通常，1日合計してどのくらいの時間座ったり寝転んだりして過ごしますか？

　　1日　　時間　　分

以上です。ご協力ありがとうございました。

引用論文

1) 村瀬訓生，勝村俊仁，上田千穂子，井上茂，下光輝一：身体活動量の国際標準化― IPAQ 日本語版の信頼性，妥当性の評価―，厚生の指標，49（11），1-9，2002

（Murase N. Katsumura T. Ueda C. Inoue S. Shimomitsu T. 2002. Validity and reliability of Japanese version of International Physical Activity Questionnaire. Journal of Health and Welfare Statistics. [In Japanese] 49 (11), 1-9.）

2) Craig C. L. Marshall A. L. Sjöström M. Bauman A. E. Booth M. L. Ainsworth B. E. *et al*. 2003. Inernational physical activity questionnaire: 12-country reliability and validity. Med Sci Sports Exerc. 35, 1381-1395.

スコアリング方法は上記1）を参照のこと。質問項目の一部削除に伴い，歩行強度の割りあてメッツ数は3.3に統一すること。

付録3 PIPAシート（肢位強度式身体活動量測定方法）

　PIPA（Quantity of Position and Intensity Physical Activity）とは姿勢と作業強度，継続時間の組み合わせから身体活動量を近似して求めた身体活動量のこと。

　これまで，聞き取りデータから，推定する方法（聞き取り法）が主流でしたが，姿勢情報をカメラ画像や，ジャイロセンサー情報で取得し，同期して得た心拍数，加速度，継続時間の情報をアクティブトラッカーから得ることで，ここに示す表計算シートの関数を利用したファイルによって客観的な身体活動量の近似値を得ることができる。筆者が研究・開発したもの。

　座位時間，臥床時間，立位時間も同時に集計して可視化できる。

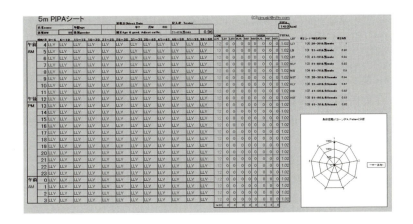

年齢性別補正値表

年齢	男性	女性
10	1.537	1.463
11	1.455	1.372
12	1.372	1.293
13	1.289	1.223
14	1.219	1.153
15	1.157	1.083
16	1.12	1.037
17	1.091	1.008
18	1.062	0.996
19	1.032	0.983

年齢	男性	女性
20〜	1	0.959
30〜	0.955	0.909
40〜	0.93	0.872
50〜	0.926	0.864
60〜	0.909	0.864
70〜	0.893	0.86
80〜	0.864	0.86

PIPA シートの使い方

実際の1日の PA 推定手順は,

1) この行動記録表のマス日の上方に活動種目を書き入れる。

2) 活動継続時間を線分で表す．その時間を線分の真下に書き入れる。

3) 24 時間について行う。

4) これらの記録から CPA を求めるには，身体活動に該当するエネルギー消費係数を探し，電卓等を用いて，その係数×体重×継続時間を行う，最後に表(の補正係数を掛けて，当該身体活動のエネルギー消費量（身体活動量）を得る。

5) PIPA を求めるには，マス目の上方に活動種目の横に当該身体活動時の肢位と運動強度を書き入れる．（10 分毎，あるいは 5 分間の中でもっとも長く該当する姿勢（肢位，作業強度（運動強度），時間を記述する。）

6) 表1 PI マトリクスから当該 身体活動種目（動作）のエネルギー消費係数を探し，電卓等を用いて，その係数×体重×継続時間を行う，最後に表4 の補正係数を掛けて，当該身体活動のエネルギー消費量（身体活動量）を得る。

7) 24 時間すべての身体活動を継時的に記入し，各 PA を求め，その総和を1日の PA が得られる。

本書読者には，これらを1枚のエクセルシートでプルダウンメニューに従って，数値を入力するだけで，1日のエネルギー消費量を算出することができるファイルを手に入れることができる（注 現在，PIPA シートは 20 歳以上の年代を対象とした計算のみ可能である）*。

＊ PIPA シートは三共出版 HP よりダウンロードできる。

索　　引

■ あ 行

アイスクリームテスト　109
アクティブチャイルド 60 min　59
アクティブトラッカー　8, 12
アクティブレスト　102
足首上腕血圧指数　72
圧　覚　97
アドヒアランス　91
アプリ　78
アライメント　96
安静時代謝量　4

維持期　103
意識的身体活動　1
一回換気量　68

ウェアラブル加速度計　77
ウォーミングアップ　48
運動学習　96
運動技能学習　97
運動技能の保持　98
運動障害　63
運動性疲労　99
運動路　96

栄　養　112
エネルギー消費量　64
エルゴノミクス　1
遠心性収縮　95

横断研究　68
オーバートレーニング　101

■ か 行

外　果　96
学習の転移　98
活動量　4
カットオフポイント　66
感覚記憶　97

求心性　95
求心性収縮　95

強　度　48
強度の感じ方　49
筋収縮　16
筋肥大　104
筋紡錘　95
筋力テスト　15

靴　47
クライアント　77
グリコーゲンローディング　113

結果期待　88
血管機能　63
血管の狭窄　63
健康情報　109
健康信念モデル　86
健康増進政策　30
健康日本 21　31
言語的説得　87
肩　峰　96

高強度　103
高血圧　44
行動科学　99
行動識別　93
後頭隆起　96
高齢片麻痺者　66
国際勧告　32
コホート研究　68
ゴルジ腱紡錘　95
コレステロール値　25
コントロール所在　91

■ さ 行

サーフェス　93
最終相　97
作業療法士　17
サプリメント　115
産業疲労　18
三軸加速度センサー　12
酸素摂取量　68

肢位強度式身体活動量　64
視　覚　97

自己効力感モデル　86
脂　質　112
脂質異常症　44
四肢の位置　97
膝関節前部　96
質問紙法　22
社会的技能　112
重　心　96
集中練習　97
週内変動型　105
手段的サポート　91
種　目　48
種　類　48
生涯身体活動学　1
情緒的サポート　91
ショート・サイクル　104
初期相　97
職場づくり　53
触　覚　97
身体活動　2
身体活動支援　99
身体活動量の基準　33
人体計測　15
身体不活動　44
心理的練習　98

水　分　112
ストレスコーピング　89
ストレスマネジメント　90
ストレッサー　91

生活習慣病予防　30
生物学的構造　93
生理的情緒的高揚　87
設定用ボタン　118
セルフケア　91
前額面　96
全体法　98

相反抑制　95
ソーシャルキャピタル　53
ソーシャルサポート　91

■ た 行

第1のてこ　93, 94
第2のてこ　93, 94
第3のてこ　93, 94
体　節　96
体調管理　50
大転子　96
代理経験　87
達成体験　87
短期記憶　97
単軸加速度センサー　8
たんぱく質　112

チェックアウト　77
力の制御　97
蓄積疲労効果　101
中間相　97
中心前回　96
中　脳　96
聴　覚　97
長期記憶　97

椎骨棘突起　96

低強度　57
デイサービス　66
殿　裂　96

糖　質　112
等尺性収縮　95
糖尿病　44
動脈系コンプライアンス　68
トロント憲章　32

■ な 行

内包後脚　96

二重積　66
二重ラベル水　5
日内変動　106
乳様突起　96
ニュメラシー　109
人間工学　17
人間中心設計　99
人間特性　19

脳血管障害　63

ノン・リニアー　103

■ は 行

バイオメカニクス　92
パフォーマンスの改善　93

ピーキング　103
飛脚時計　9
ビタミン　112
肥満症　44
ヒューマンエラー　2
ヒューマンファクター　1
ヒューリスティック　111
ピリオダイゼーション　101

フォーム　50
服　装　47
部分法　98
不連続課題　97
分散練習　98

ペドメーター　6
ヘルスサイエンス　30
ヘルスプロモーション　109
ヘルスリテラシー　109
変化のステージ理論　88

保健行動理論　86
歩数計　6, 8
歩時計　9
ポリオ　15

■ ま 行

マーケティング　98
マクロサイクル　101
まちづくり　52
万歩計　7

ミクロサイクル　101
ミネラル　112

無酸素性運動　3

メゾサイクル　101
メッツ・時　34

■ や 行

矢状面　96

有酸素性運動　3

幼児期運動指針　59

■ ら 行

理学療法士　17
リニアー・モデル　103
両膝関節内側　96
量程器　7
両内果　96

連続課題　97

ロング・サイクル　103

■ わ 行

ワークアウト　101

■ アルファベット

ABI　72

Baecke questionnaire　26
Borg Scale　49
British Civil Servant questionnaire　22

DP　66

Five-City Project questionnaire　25
Framingham questionnaire　24

Harvard Alumni Activity Survey　24
HDL　25

Ia 群線維　95
IPAQ（International Physical Activity questtionnarire）　26

Lipid Research Clinics Prevalence Study and Coronary Primary Prevention　25

索　引

METs　4
METs法　64
Minnesota Leisure Time Activity ques-
　tionnaire　23

PAPI　64
Physical Activity Questionnaires for
　Older Adults　27
Physical Activity Questionnaires Used
　in Major Population-Based Surveys
　27
Physical Activity Questionnaires used in
　the General Population　27
PIマトリクス　65
polar　12

ROC曲線　67

SPSS　67

TRIMP　107

あとがき

　本書は，筆者が大阪大学医学部附属病院に在職中に，糖尿病を合併した脳血管障害を発症した患者さんの理学療法の実施，リハビリテーションの支援をする中で，血糖値の管理に必要な運動量，運動強度と，運動障害から回復させるための運動療法，身体活動の内容を如何に組み合わせるか，最適解を見出すべきか，悩みに悩んだ経験をきっかけとして生まれた。動作の特異性を乗り越えるための運動，身体活動の定量化をテーマに未だに取り組んでいる，日記のようなものでもある。いつの間にか，その頃から30年以上経過してしまった。

　日本に輸入するのに一苦労したフィンランド製の無線式心拍数計を糖尿病患者の身体活動量測定に試みた日からすると，今日のウェアラブル装置が，当時の機器の性能を上回り，安価に世界中の誰もが手にすることができるようになったことは驚きでもあるが，ずっと望んできた現実として受け止めている。

　この先，クラウドデータやビッグデータから人工知能によるアラート技術が発展し，身体活動を無意識に低下させてしまうことを防ぐことが実現するだろう。

　そんな時が来た時に，温故知新として，江戸時代の飛脚時計の物語を読み返していただけると著者として，嬉しい限りである。事実としての身体活動の測定データと，その意味，価値に対する人類の在り方には普遍的なものがあるような気がするからである。

　この学問や実践に導かれた若き学徒の道標になることを祈りつつ。

2018年2月

著　者

著者略歴

木村　朗（きむら　あきら）

1963 年福島県で生まれる

群馬県草津町で過ごし，京都大学医療技術短期大学部理学療法学科（現　医学部人間健康科学科）を卒業。

大阪大学医学部附属病院理学療法部に勤務した後，琉球大学大学院保健学研究科卒業。

SPSSJapan シニアスタティスティシャンを経て，聖隷クリストファー大学，大学院等に勤務。金沢大学大学院医学系研究科保健学専攻博士課程修了。

現在，群馬パース大学保健科学部理学療法学科 教授，大学院保健科学研究科博士後期課程医療科学領域生体機能区分 教授　現在に至る。

博士（保健学）金沢大学，博士（保健学）女子栄養大学大学院，日本公衆衛生専門家，理学療法士，糖尿病療養指導士，SCOPE メンバー，米国リハビリテーション医学会正会員，国際複合環境要因学会理事（Finland）ほか

身体活動学入門（しんたいかつどうがくにゅうもん）

2018 年 3 月 10 日　初版第 1 刷発行
2024 年 3 月 10 日　初版第 3 刷発行

Ⓒ 著 者　木 村　　朗
　　発行者　秀 島　　功
　　印刷者　入 原 豊 治

発行所　三 共 出 版 株 式 会 社　東京都千代田区神田神保町 3 の 2
郵便番号 101-0051 振替 00110-0-1065
電話 03-3264-5711 FAX 03-3265-5149
http://www.sankyoshuppan.co.jp

一般社団法人日本書籍出版協会・一般社団法人自然科学書協会・工学書協会　会員

Printed in Japan　　　　　　　　　　　　　　　　印刷・製本　太平印刷社

JCOPY 〈（一社）出版者著作権管理機構　委託出版物〉

本書の無断複写は著作権法上での例外を除き禁じられています。複写される場合は，そのつど事前に，（一社）出版者著作権管理機構（電話 03-5244-5088，FAX 03-5244-5089，e-mail：info @ jcopy.or.jp）の許諾を得て下さい。

ISBN 978-4-7827-0775-3